《妈妈中医学堂》系列【精美彩色插图珍藏本】

宝宝中医推拿术

黄海燕　著

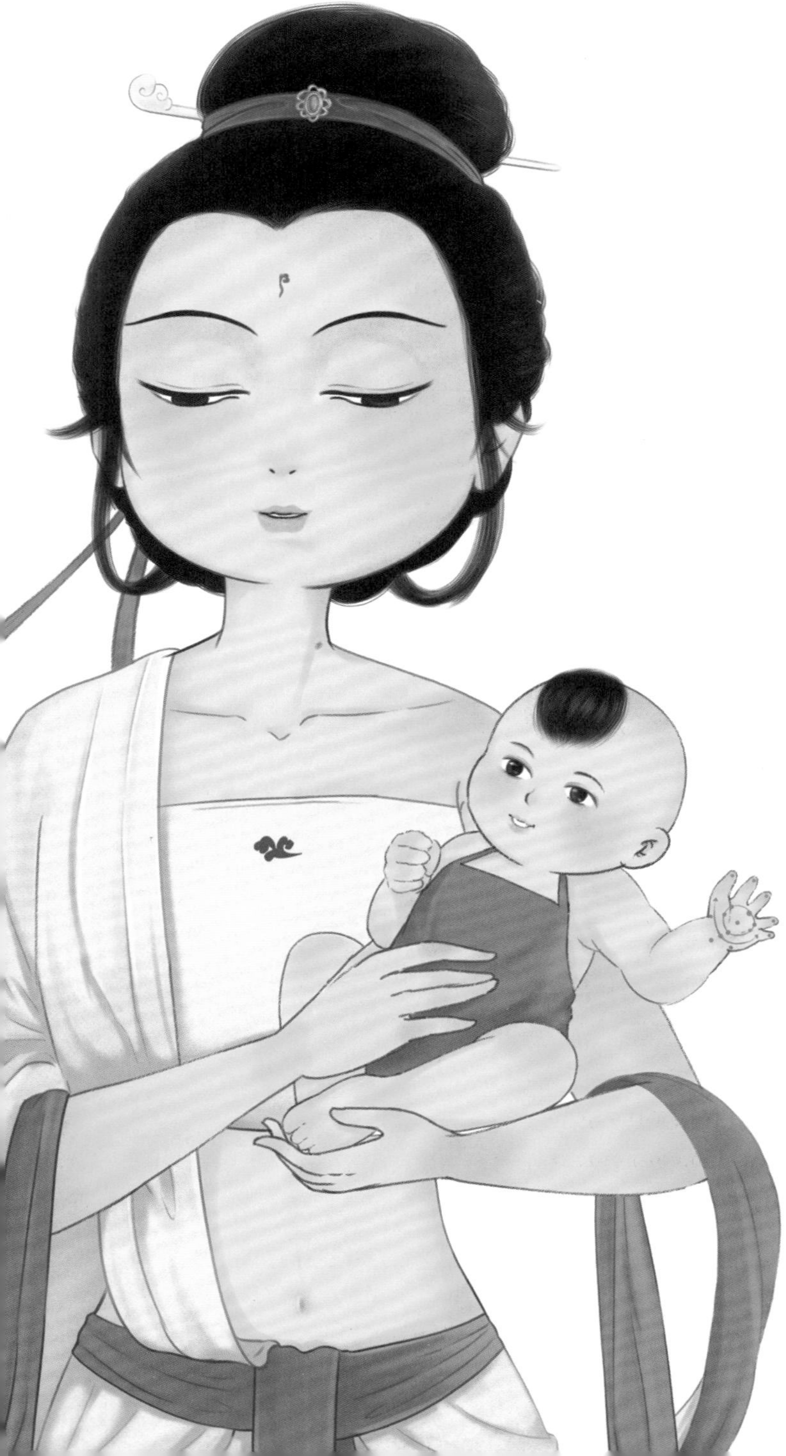

全国百佳图书出版单位
中国中医药出版社
·北京·

图书在版编目（CIP）数据

宝宝中医推拿术 / 黄海燕著 . —北京：中国中医药出版社，2023.4
ISBN 978-7-5132-8033-4

Ⅰ . ①宝… Ⅱ . ①黄… Ⅲ . ①小儿疾病－推拿 Ⅳ . ① R244.15

中国国家版本馆 CIP 数据核字（2023）第 015704 号

中国中医药出版社出版
北京经济技术开发区科创十三街 31 号院二区 8 号楼
邮政编码　100176
传真　010-64405721
鑫艺佳利（天津）印刷有限公司印刷
各地新华书店经销

开本 710 × 1000　1/16　印张 9.5　字数 100 千字
2023 年 4 月第 1 版　2023 年 4 月第 1 次印刷
书号　ISBN 978 - 7 - 5132 - 8033 - 4

定价　68.00 元
网址　www.cptcm.com

服务热线　010-64405510
购书热线　010-89535836
维权打假　010-64405753

微信服务号　zgzyycbs
微商城网址　https://kdt.im/LIdUGr
官方微博　http://e.weibo.com/cptcm
天猫旗舰店网址　https://zgzyycbs.tmall.com

如有印装质量问题请与本社出版部联系（010-64405510）

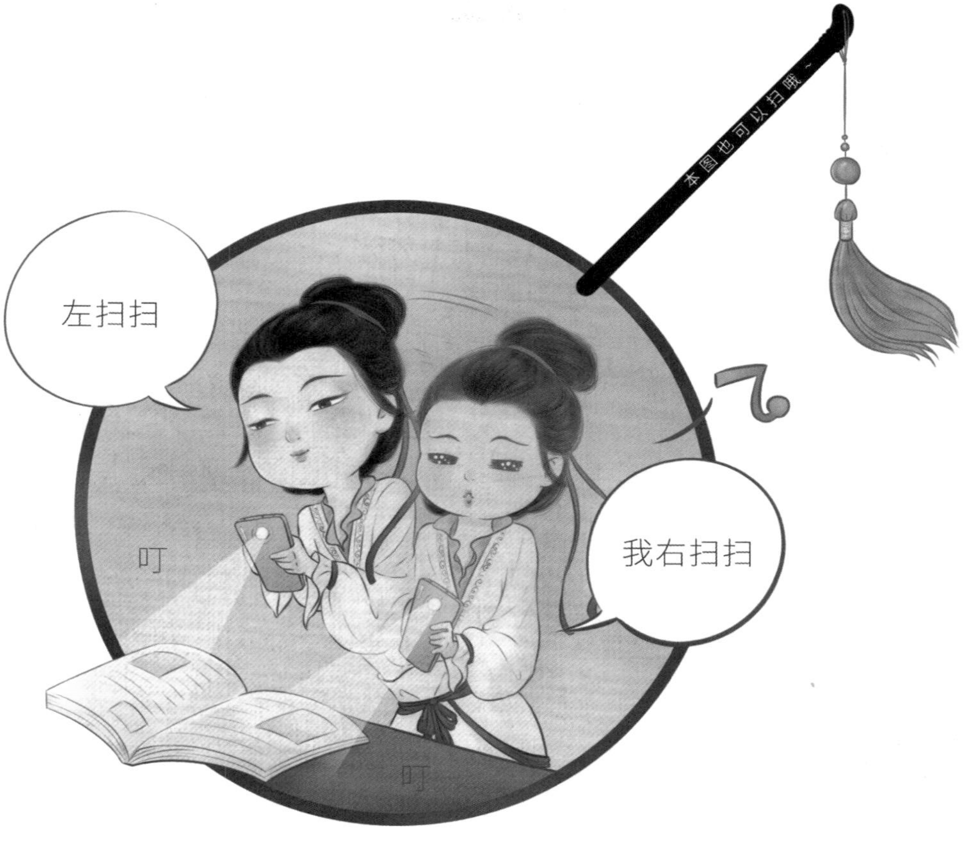

扫二维码畅享学习视频

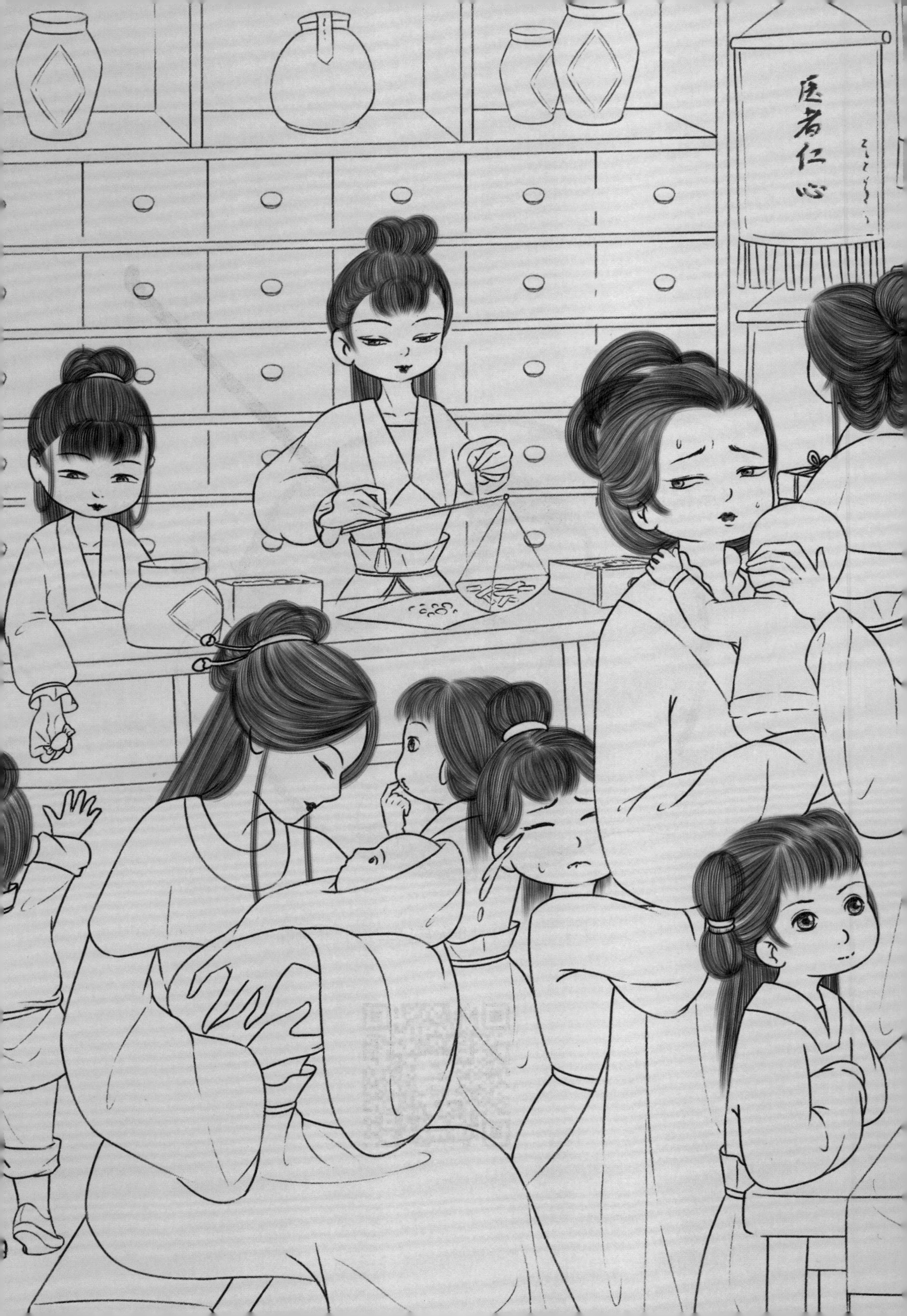
医者仁心

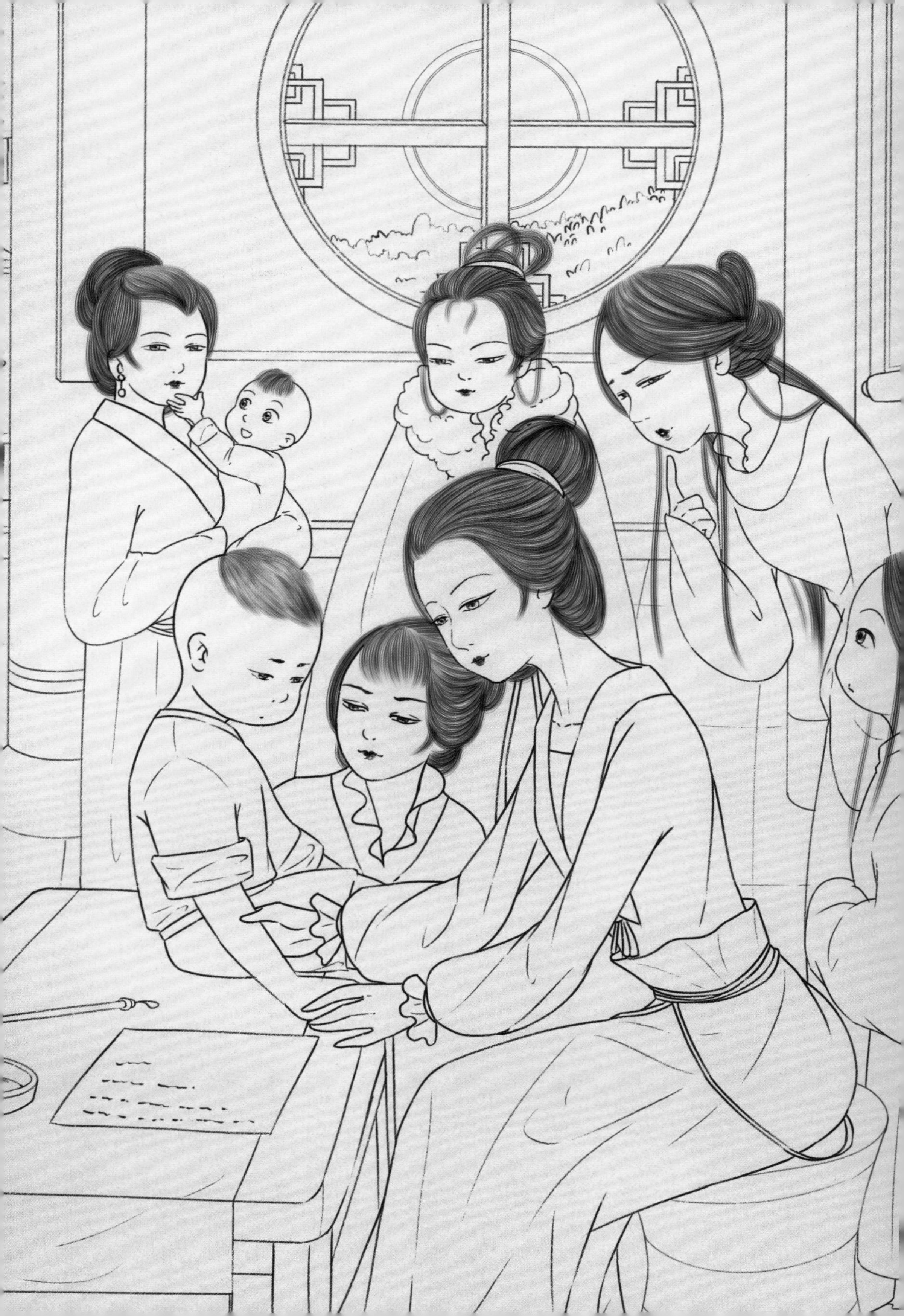

自序

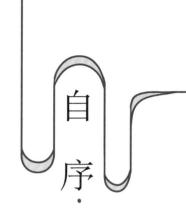

庆幸的是我既是一名医务工作者，又是一名催乳师，还是三个孩子的妈妈。在门诊部，由于十多年来做中医催乳治疗，接触的小儿非常多，为了提高催乳的效果，也为了消除乳母因为小儿生病担忧所产生的对乳汁不利的因素，提高治疗的配合度，有时免不了要处理小儿的问题。我喜欢用中医理论进行辨证来做小儿推拿，因为小儿推拿是绿色的、安全的，小儿有疾病可以治疗疾病，没有疾病可以通过推拿保健提高抗病力，促进生长发育。

小儿推拿治疗虽然派别众多，甚至有些手法相反，但是综合来讲都是对人体的全息脏腑的调理，只要中医辨证准确，治疗无非就是这么几种，区别在于手法的轻重和主次的把握，均可以快速地取得疗效。由于医疗科班学习那会儿打下了深厚的基础，让我在小儿推拿方面的辨证非常准确。有时几个派别的手法太多，时间太长，患儿又多，我就只针对辨证所涉及的主要脏腑做推拿，影响到的次要脏腑带过几下，再加几个特效的穴位，就可以收效显著。这样推拿不仅时间短，疗效好，小儿可接受性也强。

后来，稍大一些的甚至十来岁的孩子也来找我做推拿，小儿推拿的范围就开始变多变广了。传统推拿针对刚出生至三周岁以内的小儿效果是不错的，但是三周岁以上，或更大的孩子就没有想象中那么快了。久而久之我在做推拿时配合特效穴、放血疗法、单味中药的治疗就开始多起来，并结合家庭治疗，加强了治疗的互动配合度，把“被动治疗”转化为“主动治疗”，更提高了疗效。有的家长认为“治病”是医生的事，其实这是对自己也是对孩子的不负责任。疾病治疗过程是很需要患儿家长积极配合和参与的，治病这件事不是丢给医生就可大功告成，等收果实的。如果妈妈爸爸们可以在家做一些容易操作的、对疾病恢复有利的家庭疗法，主动配合医生的专业治疗，那么面对疾病的时候，妈妈爸爸们和医生就是同一战壕的战友，如同并肩消灭敌人的战友一般，共同对抗疾病。一个对自己孩子了解的妈妈或爸爸，加上一个对疾病了如指掌的医生，疗效可想而知。

中医小儿推拿不管是医生、催乳师、月嫂，还是爸爸、妈妈们，爷爷、奶奶们，都是可以掌握的。本书中有很多我在诊疗过程中总结出来的诊疗组合模式，可复制性强，可操作性强，落实到小儿的治疗效果也快。其包括了常规的小儿推拿手法、特效穴用法、放血疗法、脐疗、穴位贴敷等内容的交流和分享，无不详尽，只为让更多的家庭受益，让更多的宝宝免去病痛的折磨。希望大家学会后能多多运用到实践中来，多多帮助他人，多多传播正能量，让更多的人受益，大家共同进步，一起参与到公益小儿推拿事业中来。

感恩多年来信任我的妈妈们，毫不犹豫地把孩子的健康交给我来调理治疗。正因为这份难能可贵的信任，促使自己所从事的公益小儿推拿事业一直走到今天，并不断完善自己的中医小儿推拿技术。同时也希望小儿推拿能成为全民健康的一个起点，并且越来越成熟，越来越壮大。

限于笔者的水平有限，书中不足之处在所难免，欢迎广大朋友及中医推拿爱好者给予批评指正。

2022年3月9日晚

目录

第一篇 中医小儿推拿

·第二篇· 小儿推拿基本手法与常用穴位

第三篇 小儿常见疾病推拿治疗篇

·第四篇· 宝宝常见问题处理集锦

第一篇

“儿童散学归来早，忙趁东风放纸鸢”

——中医小儿推拿

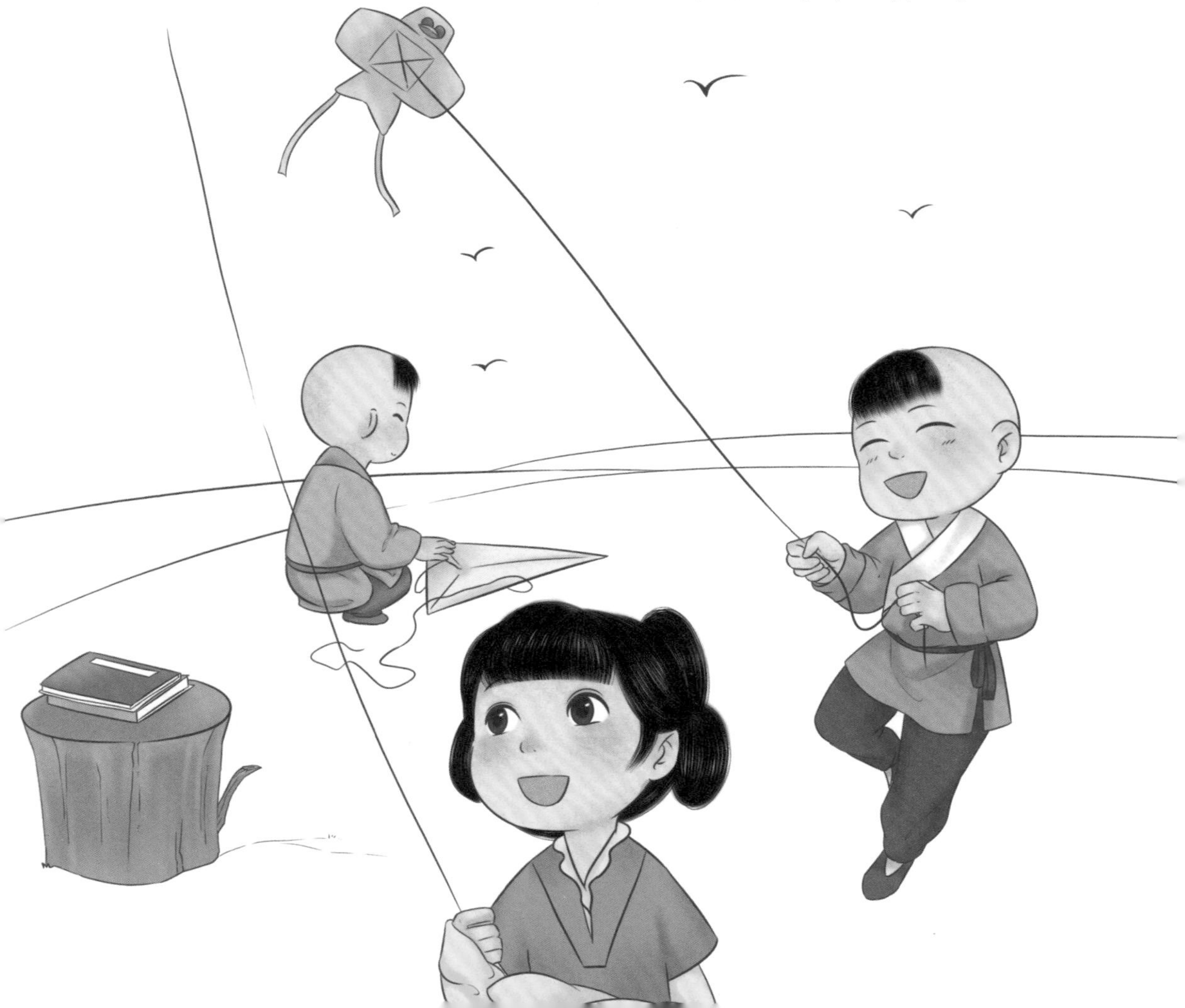

第一篇 中医小儿推拿

一 小儿推拿基础知识

1 · 小儿生理病理特点

[1] 小儿生理特点

(1) 脏腑娇嫩，形气未充。《温病条辨·解儿难》曰：“小儿稚阳未充，稚阴未长。”

稚阴指的是精、血、津液，也包括脏腑、筋骨、脑髓、血脉、肌肤等有形之质，其皆未充实和完善；稚阳指的是各脏腑的功能活动，其均为幼稚的不足和不稳定状态。

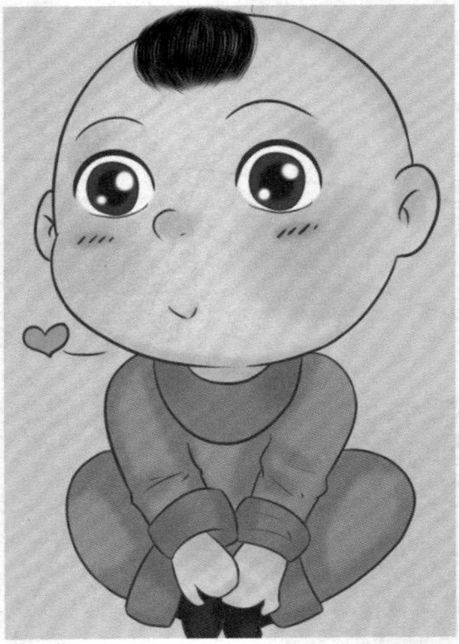

脏腑娇嫩，是指小儿机体各个系统和器官发育不完全，比较脆弱。小儿不可完全看作是成人的缩影，其生长发育过程中，生理病理特点与成人确实有着显著的不同。小儿的脏腑特别容易受外界的影响，比如我们对小儿用药或做小儿推拿时，如果采用正确的对证治疗，

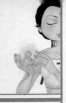

症状就会马上好转，疾病恢复非常迅速。反之则容易出现症状加重，甚至脏腑损伤。

形气未充是指小儿形态和功能均未完善，具体还反映在脏腑的状态不够稳定。比如，肺的形气未充，表现为小儿的肺脏娇嫩，容易受外邪感染，因此小儿易患呼吸道疾病。脾脏形气未充，表现为稍微饮食不节，就容易出现厌食、恶心、呕吐、腹痛、腹泻等消化系统问题。肾形气未充，表现为小便不能稳定自控，如小儿遗尿。心形气未充，表现为容易受惊。肝形气未充，表现为容易动风，如发热引起的惊厥。

（2）生机旺盛，发育迅速：“小儿乃纯阳之体。”

年龄越小，生长发育越快，在形态增长的同时，功能也不断趋于完善。小儿这种生机蓬勃、发育迅速的积极生发的状态和阳的特性相应，故有小儿为“纯阳之体”之说。我认为“纯阳”之“纯”，是指“纯净”之意，襁褓小儿无七情六欲所扰，更无房欲劳倦之伤，干净而纯粹，旺盛而自然。因此我常说对小儿的调理，只需对证顺势轻轻一拨，给他一点点对的作用力就会恢复很好，手法不用多，不用杂，时间亦不用太长，重点拨的就是“擒贼先擒王”当中的那个“王”，小儿就会把最好的一面呈现给你。

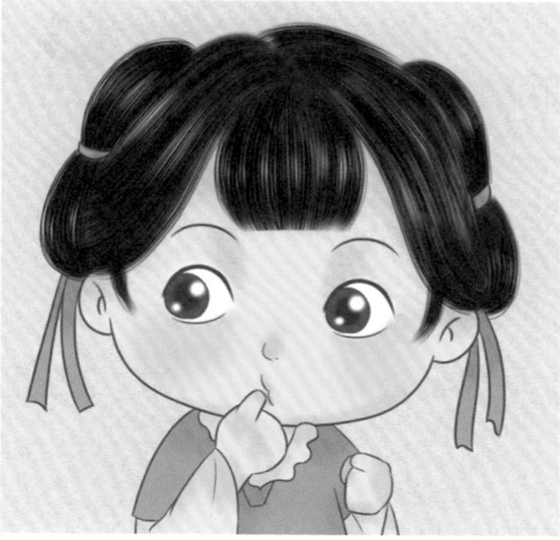

临证时常常有家长说因为担心孩子的健康，一旦患病，便恨不得第二天立刻就好，症状超过三天，出现反复，就开始各种寻医用药，甚至一生病就往医院跑，输液、打针、用激素类药等都是常态。其实小儿“纯阳之体”的特点也决定了他们的自我修复抗病力是经得起考验的，同时也需要常常拉出来“炼炼”，否则过度紧张或不舍得孩子出现一点点的不适，反而会让孩子的抗病和修复能力减弱，一旦生病则不易康复或一直反复，成为恶性循环。

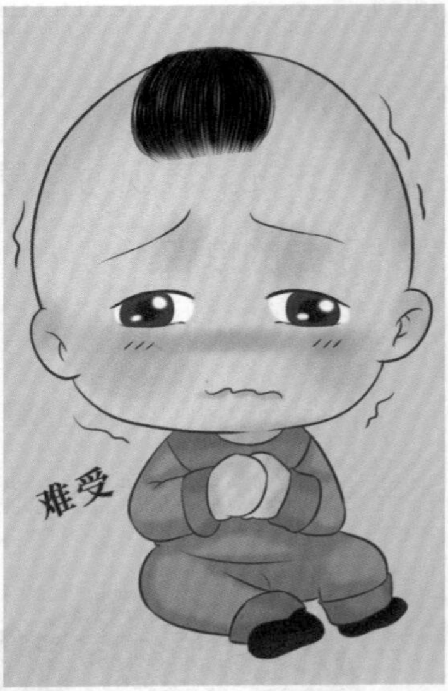

我总结发现两种家长的孩子不好带养，易生病。一种是情绪不稳定、精神紧张型家长，孩子往往先天不足，体较弱，但也有正常的孩子被过度紧张地当成大病来治的情况；另一种是照顾精细、按部就班型的家长。

[2] 小儿病理特点

(1) 发病容易，传变迅速。《小儿药证直诀 · 原序》载：“脏腑柔弱，易虚易实，易寒易热。”

由于小儿脏腑娇嫩、形气未充的生理特点，其体质和功能较弱，易发病，且传变迅速。临床发现年龄越小，则此特点显得越发突出。那么小儿推拿的手法就要求精准对证，来不得半点犹豫和不肯定。

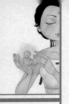

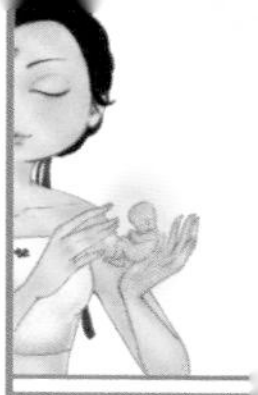

（2）脏腑清灵，易趋康复："其脏气清灵，随拨随应，但能确得其本而摄取之，则一药可愈。"

和"发病容易，传变迅速"的特点相制约的就是"脏腑清灵，易趋康复"。这也是由小儿纯阳之体，生机蓬勃，活力充沛的特点所决定的，小儿的脏气清灵，反应敏捷，且病因单纯，又少七情损伤。故虽生病，轻症容易治愈，重病只要经过及时恰当的治疗和护理，病情好转都比成人快，容易恢复健康，可谓"随拨随应"。

2 · 五行和人体的对应关系

- **木** 生长、生发、柔和、条达舒畅
- **火** 温热、升腾、明亮
- **土** 生化、承载、受纳
- **金** 清洁、清肃、收敛
- **水** 寒凉、滋润、向下运行

五行就是木、火、土、金、水，代表的是五种属性。宇宙大自然界中无处不在的木、火、土、金、水，并不仅限于对应人体解剖学上的五脏，它和五官、五味、五体、季节、情绪等都是相应的。

人和大自然本为一体，在中医学里，我们用五行来探究人体五

脏系统的功能和关系，总结寻求“大道至简”“正本清源”的医疗技术，为人类带来最纯粹的延寿法则。

相生是指一事物对另一事物有促进、助长和资生的作用，中医将生者称为母，被生者称为子。相克是指一事物对另一事物的生长和功能具有抑制和制约的作用。相生和相克是自然界当中普遍存在的正常现象，无生则发育无由，无制则亢而为害。相生相克，是不可分割的两个方面：没有生，就没有事物的发生和成长；没有克，就不能保持事物发展变化的平衡与协调。将五行的特性及关系融入到人体中，我们就能找到保持人体自然循环、平衡协调的奥秘，并加以运用来调理治疗疾病。

下面我们来通过彩图学习一下五行的特性及其相生相克关系。

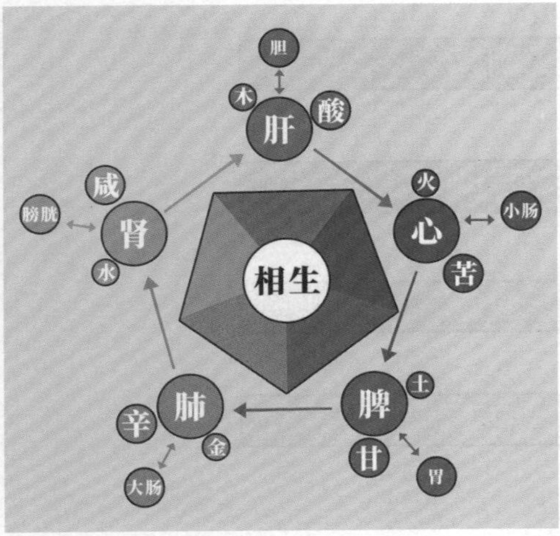

五行相生（见左图）中，肝生心就是木生火，如肝藏血以济心，则见小儿活泼精神足，生长发育旺盛；心生脾就是火生土，则心之阳气可以温脾，见小儿食欲佳，肌肉结实；脾生肺就是土生金，脾运化水谷之精气可以益肺，小儿卫表固，“屏风”强，不易感外邪；肺生肾就是金生水，肺气清肃则津气下行以资肾，见小儿身强体壮，发乌齿固；肾生肝就是水生木，肾藏精以滋养肝之阴血，小儿眼明俊美，性格柔和不躁。

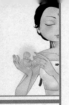

五行相克（见右图）中，肺（金）的清肃下降，可抑制肝（木）阳的上亢，即金克木；肝（木）的条达，可以疏泄脾（土）的壅滞，即木克土；脾（土）的运化，可以防止肾（水）的泛滥，即土克水；肾（水）阴的上济，可以制约心（火）阳亢烈，即水克火；心（火）的阳热，可以制约肺（金）的清肃太过，即火克金。相克刚好，则可维持人体内环境的平衡，不可太过，太过则易生疾病，如木克土，土不虚，恰到好处的话，则可通过相克关系维持木与土的相对平衡。但是如果相克失去了正常的制约平衡，被克者土太虚，就给了木“乘人之危”的机会，出现木乘土的现象，小儿则出现脾虚食少、消化不良、厌食、腹泻、肌肉软塌等症状。如果土不虚，而木过度亢盛，此时也出现木乘土的症状，但以肝火亢盛的症状为主，时间久了，就会出现脾土虚弱的症状。

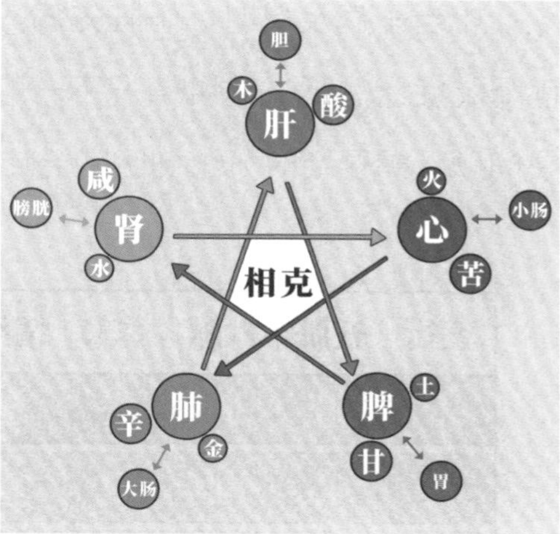

诊断治疗小儿疾病时，如母病及子，母脏先病，就会累及子脏，症状上母的症状就会先出现，然后再出现子的症状。如母行虚弱，累及子行，导致母子皆虚，即为“母能令子虚”，临床见小儿先天不足，肾精亏虚，精不化血，引起肝血不足，导致肝肾两虚即是此类。如母行过亢，引起其子行生而过盛，导致母子皆亢。临床见小儿肝火亢盛引致心火亦亢，出现心肝火旺的病变，也是指此。

如当子病及母时，子脏先病，然后累及母脏。则子脏症状先出而母脏症状后现，这种情况下一般病情较重，如小儿推拿不足以解决问题，需要及时分诊到医院治疗。

五行	五脏	六腑	季节	情绪	五官	五味	形体	颜色
木	肝	胆	春	怒	目	酸	筋	绿
火	心	小肠	夏	喜	舌	苦	脉	红
土	脾	胃	长夏	思	口	甘	肉	黄
金	肺	大肠	秋	悲	鼻	辛	皮毛	白、金
水	肾	膀胱	冬	恐	耳	咸	骨	黑、蓝

利用上面表格中五行、五脏、六腑、情绪等紧密对应的关系，我们能轻松找到治病的帮手。其中中医的情志疗法我是最喜欢运用的，催乳疗法中的情志催乳法也是如此研发总结出来的。运用五行生克乘侮的关系，以情志配五脏，用五行相互制约的关系来达到治疗和保健的目的。如怒伤肝，利用金克木，用悲胜怒，哭一哭怒火就消了；喜伤心，利用水克火，用恐胜喜，范进中举就不是悲剧了；思伤脾，利用木克土，用怒胜思，气一气发泄一下就不想那么多了；忧伤肺，利用火克金，用喜胜忧，开心欢喜一下，忧愁就全赶跑了；恐伤肾，利用土克水，用思胜恐，好好静下心来安慰思考一下就好了。你会发现小儿的健康保健、疾病治疗与情绪和性格培养关系密切。爱生气的小儿易伤肝，母亲应多示弱，以悲悯共

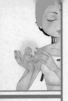

情，让小儿哭一哭，而不能以怒治怒，否则小儿多生病，且不听劝诫。常表现在没有安全感，惊恐或过度严厉的环境下成长的小儿，他们一般生长发育较慢，且多遗尿，越骂越严重。此时除了遗尿的小儿推拿手法以外，应以思胜恐的情志疗法配合治疗，效果才快而稳定。

从五味入五脏来看，甘味是补脾的，但恣食甘味是小儿的不良习惯，也是家长们惯出来的健康问题，因过食甘腻而呆胃滞脾导致食欲不佳、厌食、积食的小儿比比皆是，因此小儿的疾病治疗应家庭互动配合式地进行调理方可奏效且疗效稳定。

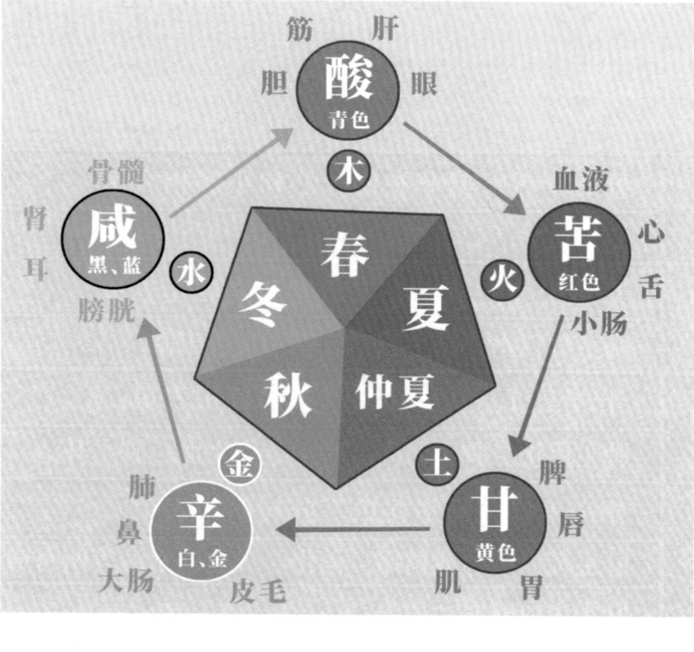

从季节与五脏关系（见上图）来看，木对应春季，火对应夏季，土对应长夏，金对应秋季，水对应冬季。在各个季节里，对应

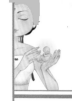

的脏负担较重，而所相生的脏得到补益。因此春季木生火，肝负担重，应心情舒畅，调情志，少看电子产品，早休息；夏季火生土，心的负担重，应让小儿 11 ～ 13 点睡午觉养心，而整个长夏为的就是心火生脾土，补养好脾胃，切不可贪食寒凉及冰的食品，错过补养机会；秋季金生水，肺易燥，多食润肺滋阴之品，多喝温水，不可吃燥气火旺的食品；冬季则是水生木，肾负担重，应早早入睡，睡前不看恐怖血腥的动画片、不打骂威胁小儿，补养好肾，为来年春天肝生心火带来良性循环。

3 · 五脏功能与辨证入脏

心	开窍于舌，其华在面。心和小肠相表里
	心主血脉，心主神志
肺	开窍于鼻，其华在毛。肺和大肠相表里
	肺主气行水，肺主治节，肺主宣发肃降
脾	开窍于口，其华在唇。脾和胃相表里
	脾主运化，脾主肌肉，脾主统血生血，脾主升清
肝	开窍于目，其华在爪。肝与胆相表里
	肝主疏泄（疏泄情绪、消化、气血、水液等所有通道）
	肝主生血藏血
肾	开窍于耳，其华在发。肾与膀胱相表里
	肾主藏精（精血同源），肾主水液，肾主纳气
	肾主骨，肾主生殖

学习小儿推拿不管是医者、母婴从业者，还是妈妈爸爸们，都要掌握心、肺、脾、肝、肾五脏的功能，才能对小儿的病证了然于胸，不盲目保健和治疗。五脏功能所表现出来的状态正常，则小儿健康，如某一脏的功能出现太过或不足，则表现出来的功能症状也会相应亢盛或亏虚。那么辨证时，小儿疾病的症状指向哪个脏的功能太过或不足，则入哪脏，把几个脏的症状收集起来并总结出它们的五行关系，就是此病的证型。小儿推拿的手法就以某个脏的调理为主，其他手法都是根据五行关系来辅助这个脏的恢复。

4 · 小儿推拿适应证与禁忌证

小儿推拿的适应证还是比较广的，常用于感冒、咳嗽、发热、腹痛、腹泻、便秘、呕吐、咽炎、肥胖、消化不良、少食厌食、疳积、遗尿、鼻炎、哮喘、支气管炎、夜啼、夜惊、自汗、盗汗、疝气、鞘膜积液、脱肛、湿疹等，以及小儿智力、视力、体质、生长发育的相关保健与预防。

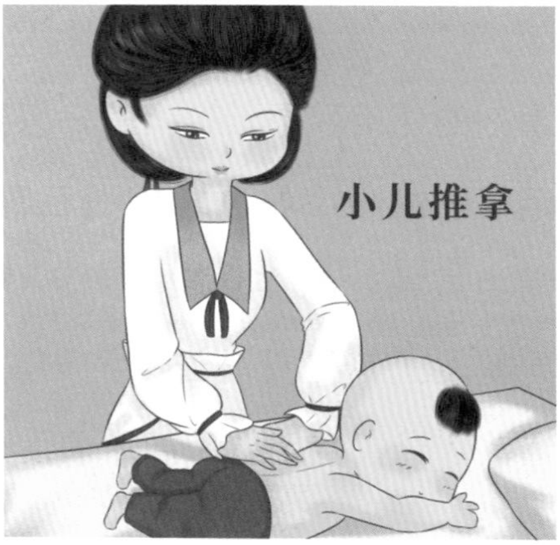

虽然小儿推拿操作相对安全绿色，运用也广泛，但还是有一些不宜推拿的禁忌证需要注意。

（1）皮肤有伤口、炎症、疔疮、疖肿、脓肿、不明肿块，以及有伤口瘢痕的部位。

（2）有明显的感染性疾病，

如骨结核、骨髓炎、蜂窝组织炎、丹毒等。

（3）有急性传染病，如病毒性肝炎、肺结核、梅毒等。

（4）有出血倾向的疾病，如血小板减少性紫癜、白血病、血友病等。

（5）可能存在的肿瘤、骨折等尚不明确的疾病。

（6）严重的心、肺、肝、肾等脏器疾病。

5 · 小儿推拿注意事项

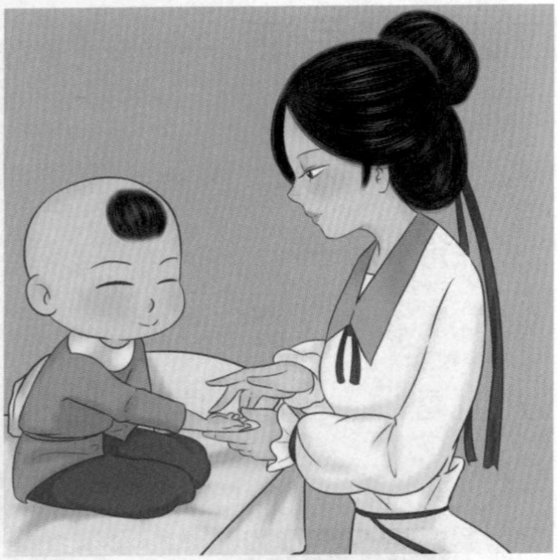

小儿推拿时间其实不宜太长，一般掌握在3～5分钟，如果有做脏腑点穴时，时间可以稍长一些。推拿的速率比小儿心率快即可，临床中我没有固定的分钟数和次数，以1周岁作为分界，婴儿速率要更快，手法更轻，但不浮，效果更佳。对于润滑剂的使用我是比较少的，只要小儿手部皮肤干爽滑利，一般就不用了。如果不好做才用滑石粉作为介质，增加手法的顺滑度。我常用绿茶盐水作介质来清热或退热，发现比一般的介质效果更好更快，尤其是打马过天河时，大多可当场退热。熟悉我的人都知道，我还喜欢用绿茶盐水清洗或泡澡，治疗一些小儿皮肤病证，如湿疹。

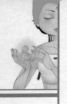

二 小儿推拿诊断及临证心得

1 · 望　诊

[1] 望神色（望神和望色）

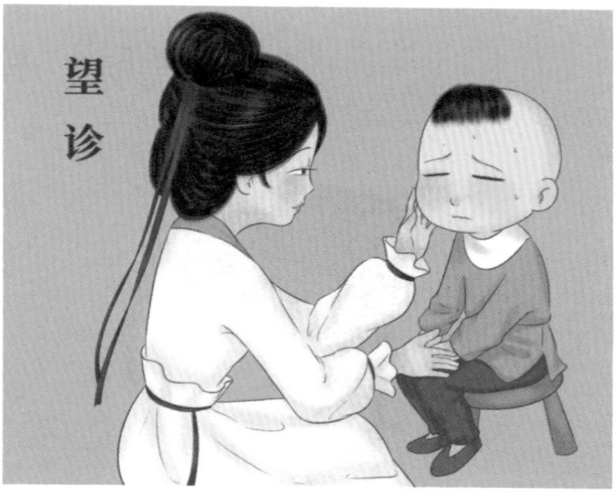

神就是小儿的精神状态。小儿精神振作，两目有神，表情活泼，面色红润，呼吸调匀为气血调和、健康的表现，虽有病也多轻浅易痊愈。反之，精神萎靡，两目无神，面色晦暗，疲乏嗜睡，表情呆滞或痛苦烦躁、呼吸不匀，为有病且病情较重的表现。

色指的是面部气色。面呈白色多为寒证、虚证；面呈红色多为热证；面呈黄色多为脾虚或湿盛；面呈青色多为寒证、痛证、瘀证。

[2] 望形态（望形体与动态）

小儿的肢体动作外展、好动为热；内收、安静为寒。观小儿外形，如小儿活动多，胆子大，喜动为实；小儿肢体蜷缩，胆子小，喜卧为虚。

[3] 望舌苔

我在临证时，小儿舌诊也是不可或缺的一种辅助诊断方法。舌苔白为寒证和虚证；黄为热证和实证。舌质淡红、淡白为虚证；舌质红绛紫、有红刺为热证，且热入营血；舌质紫暗或有瘀点为气血瘀滞。舌苔薄的为邪少，病轻，好治；厚的为邪多，积滞或病重，需慢调。

2 · 凭脉、辨声及嗅味

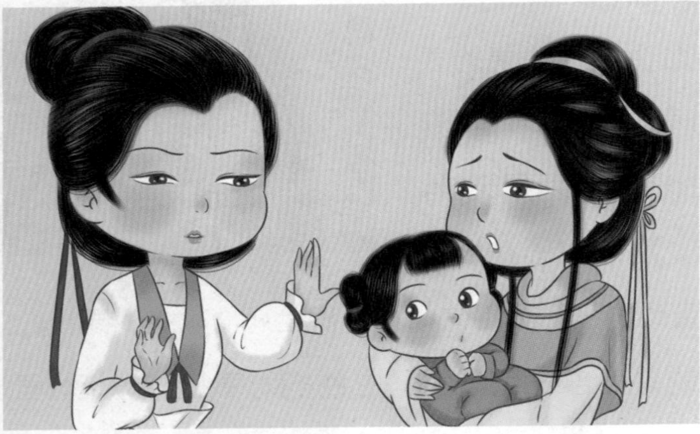

小儿推拿是我在催乳临证治疗中常需配合的手法，产妇很多病证的诱因或病因都和小儿的健康状态、带养情况有关。如小儿先天不足、吸吮力弱、脾胃虚寒、消化不良、腹胀气、鹅口疮等都会导致哺乳时吸吮排空不全，泌乳反射减弱甚至消失，妈妈的乳汁就会越来越少。如小儿夜啼、惊恐等易导致产妇睡眠不足，情绪焦躁易

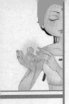

怒。或小儿口腔热毒由乳头进入乳房，乳头白点堵塞出口，乳房管道堵塞，皆会产生积乳、急性乳腺炎。为了提高催乳效果，对于小儿的调理治疗是我最重视的，也是妈妈们最迫切想解决的烦恼。

儿科号称中医的哑科，是因为小儿口不能言或会言但表达不清楚不准确。成人可号脉知五脏盛衰，但小儿就诊时大多容易害怕惊哭，怕和惊都会气乱，气乱则脉无序，故而难以诊察。三岁以下小儿以指纹诊法为主，三岁以上小儿可“切脉”，但因寸口部位狭小，难以区分寸、关、尺三部，我平时对于安静乖顺的小儿用“寸口一指脉”，也就是“一指定三关”，大一些的小儿才用三指。小儿脉象不如成人复杂，不详求28脉，只诊浮沉、迟数、强弱、缓紧就可以辨阴阳、表里、寒热、虚实和邪正盛衰的情况。一呼一吸的时间为一息，一般三岁以下，一息七八至为平脉，五六岁则一息六至为平脉，七至以上为数脉，四五至为迟脉。数为热，迟为寒，浮数为阳，沉迟为阴。强弱可知虚实，缓紧可知邪正。沉滑为食积，浮滑为风痰。紧主寒，缓主湿，大小不齐多为食滞。

仅凭脉诊断是不够的，了解小儿症状和表现大多是通过妈妈或其他家属间接收集到的，但是如碰到表述者不清楚病情症状，或对症状理解有误的表达，又恐因触及病家之讳，犹豫不说，不吐真情，不能完整收集到小儿的病情症状，这就对小儿推拿治疗者提出了更高的要求：除了问诊、切脉还有什么更重要的诊断依据呢？《素问·阴阴应象大论》云：“五脏不和则五声不顺……闻声音而知所苦。”通过闻声辨五音，就可以知其病也。医者或妈妈先排除小儿生理性啼哭，如衣着过暖、温度过高或过低、口渴、饥饿或过饱、要入眠、要抚抱、包扎过紧妨碍活动、尿布潮湿、蚊虫咬、受惊等因素，解除原因后，啼哭自然停止。

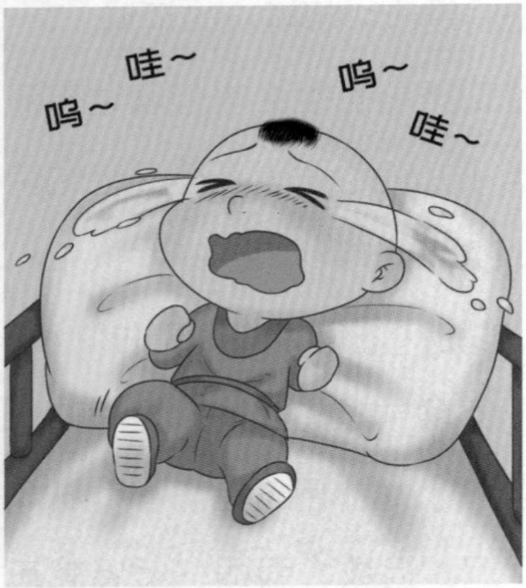

针对小儿疾病，我平素主以哭声辨之。心主声，从肺而出，呼吸气粗或喘多属热属实，呼吸气微多属虚证；如啼哭声微，则肺虚，啼哭多者病在肝胆，声音嘶哑为热邪侮肺，声清则毒火还未侵犯。但听小儿声音的长短节奏辨别需求，哭声拉音长直，往来反复，观其无泪者是痛；连续哭声不断而多泪者是惊恐不安；声音一会儿缓慢、一会儿急促是寒冷之需。发声重浊，声高而粗，多属实证；发声轻清，低微细弱，多属虚证。小儿阵发惊呼，发声尖锐，多为惊风。

从语音知情。声高有力，前轻后重，多为外感病；声音低怯，前重后轻，多为内伤。说话多而声音有力，多属实热；说话少而声音低微，或说话断续不接，多属虚寒。说话声高有力，但语无伦次，神志不清，为“谵语”，属实证；发音无力或不连续，语言重复，神疲无力，为“郑声”，属虚证；自言自语，见人便停止，为“独语”，属心力不足。

从咳嗽知情。咳声重浊声粗，多属实证；咳声无力，多属虚证；干咳阵阵而无痰为燥咳；咳时痰声辘辘，多为痰湿咳嗽。

从呃逆知情。呃声高而短，且响亮有力，多属实热；低而长，且微弱无力，多属虚寒。

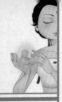

正常小儿口中无臭气，从嗅气味也可知情。口气臭秽，多属脾胃积热；口气酸腐，多属乳食积滞；口气腥臭，有血腥味，多系血证。

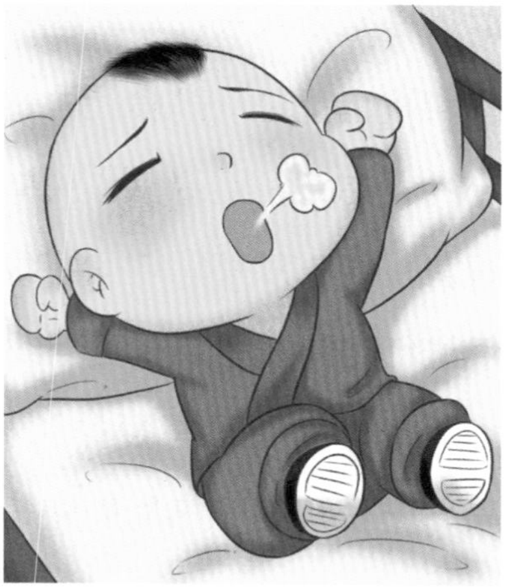

另外，嗅小儿大小便气味也是非常重要的。大便臭秽为肠腑湿热；大便酸臭为伤食积滞；便稀无臭为虚寒泄泻。小便臊臭短赤多为湿热下注膀胱；小便少臭清长多为脾肾二脏虚寒。矢气频作臭浊者，多为肠胃积滞。

3 · 指纹诊法

小儿指纹怎么看？具体指的是哪里？确有许多小儿推拿从业者或妈妈们不知道，就开始为小儿做各种推拿治疗，殊不知如此这般是风险极高的。小儿发病容易，传变迅速，随拨随应，不可盲目操作，恐损其根本，还不知其因。

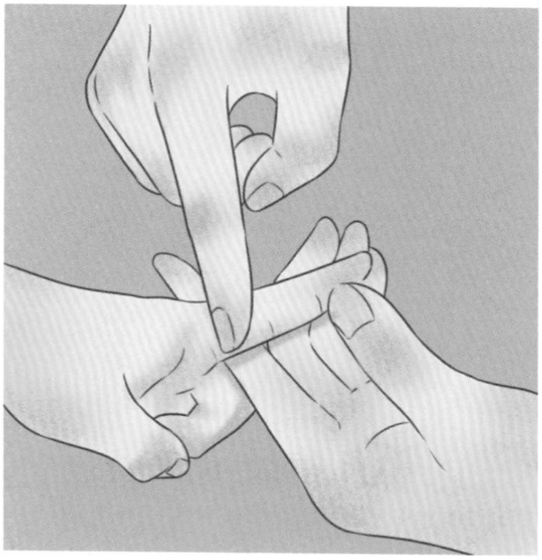

小儿指纹诊法适用于 3 岁以内小儿，是指两手食指掌侧前缘部的浅表络脉。观其指纹的形色变化以诊察病情。诊察小儿指纹

时，一定令家长抱小儿面向光线较好的方向，医者或妈妈用左手拇指和食指握住小儿食指末端，再以右手拇指的侧缘蘸少许清水后在小儿食指掌侧前缘从指尖向指根部推擦几次，用力要适中，使指纹显露，便于观察。正常指纹的特点是隐隐显露于掌指横纹附近，纹色浅红略紫，呈单支且粗细适中。

望小儿指纹需要排除相关影响因素。如年幼儿络脉显露而较长；年长儿络脉不显而略短。皮肤薄嫩者，指纹较显而易见；皮肤较厚者，络脉常模糊不显。肥胖儿络脉较深而不显；体瘦儿络脉较浅而易显。天热脉络扩张，指纹增粗变长；天冷脉络收缩，指纹变细缩短。

对小儿病理指纹我们主要观察什么变化呢？一般是观其纹位、纹态、纹色、纹形四方面的变化，我们把它概括为：三关测轻重，浮沉分表里，红紫辨寒热，淡滞定虚实。

[1] 三关测轻重

小儿食指按指节可分为三关：食指掌指横纹至第二节横纹之间为风关；第二节横纹至第三节横纹之间为气关；第三节横纹至指端为命关。根据络脉在食指三关出现的部位，可以测定邪气的浅深、病情的轻重。如指纹显于风关则是邪气入络，邪浅病

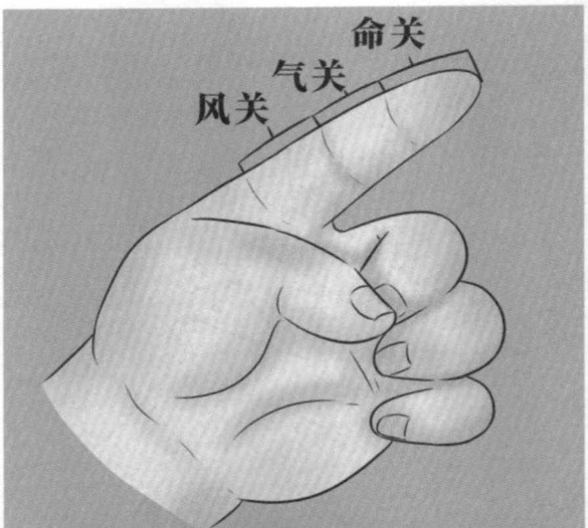

小儿指纹示意图

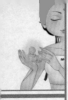

轻，可见于外感初起；指纹达于气关则是邪气入经，邪深病重；指纹达于命关则是邪入脏腑，病情严重；指纹直达指端，也就是我们常说的透关射甲，其提示病情凶险，预后不良。

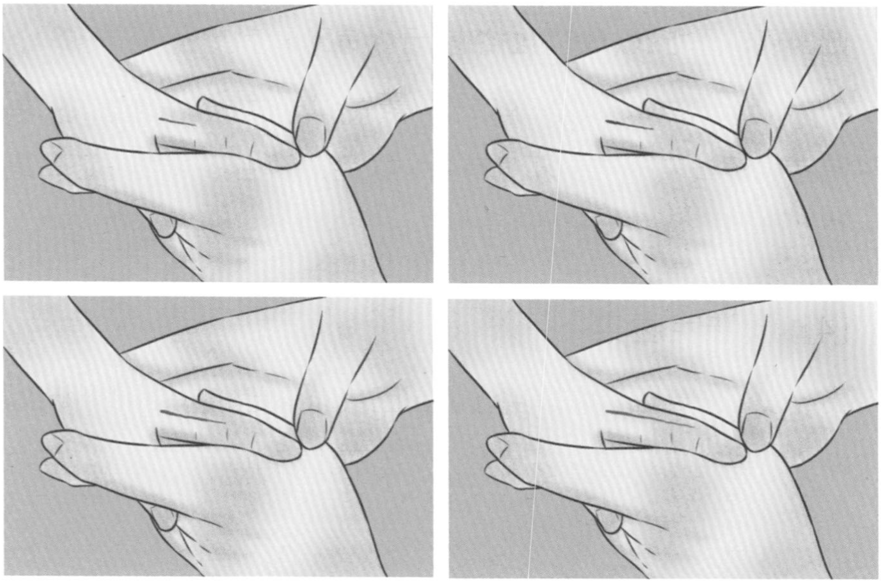

[2] 浮沉分表里

指纹浮而显露为病邪在表，因外邪袭表，正气抗争，鼓舞气血趋向于表，故指纹浮显，见于外感表证；指纹有但是沉隐不明显为病邪在里，因邪气内困，阻滞气血难以外达，故指纹沉隐，见于内伤里证。

[3] 红紫辨寒热

指纹的颜色变化主要有红、紫、青、黑、白等。小儿因邪正相争，气血趋向于表，指纹浮显，纹色会偏红属外感表证、寒证。

如里热炽盛，脉络扩张，气血壅滞，则见紫红指纹，属里热证。因痛则不通，或肝风内动，使脉络瘀滞，气血不通，指纹色变青紫，主疼痛、惊风。因脾胃气虚，生化不足，气血不能充养脉络，指纹色淡白，属脾虚、疳积。因邪气亢盛，心肺气衰，脉络瘀阻，则出现紫黑指纹，其为血络郁闭，病属重危。

《四诊抉微》说：“紫热红伤寒，青惊白主疳。”一般而言，指纹色深暗者，多属实证，是邪气有余；纹色浅淡者，多属虚证，是正气不足。

[4] 淡滞定虚实

指纹浅淡而纤细者，多属虚证。因气血不足，脉络不充所致。

指纹浓滞而增粗者，多属实证。因邪正相争，气血壅滞所致。

4 · 临证心得

小儿疾病的产生多是带养不当的结果，调护好小儿，可使其疾病少生。然现在的家属对小儿的过度溺护、骄纵、严苛，或过早盲目地添食、补益，都会给小儿的健康埋下隐患。总而言之，添乳喂乳过多、伤损及胃；逼食过饱即伤脾；拔苗助长过严苛，打骂恐吓终伤肾；补药过多、过早促早熟；衣物添减不适宜，生怕小儿冷和寒，抗病力弱百病生。我常对因饮食积滞发热的孩子的母亲说：“饿一饿，烧就退了。”常对包被热的婴儿的母亲说：“打开包被，晾一晾就好了。”其实带养好小儿，只需记住这句话：“若要小儿安，三分饥和寒。”

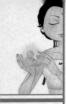

看、摸小儿前后囟门是我的一种诊察习惯，古人认为婴儿前囟门乃禀受母亲血而充盈，后囟门乃受父亲精血而充实。如果前后囟门饱满而不高凸，则小儿身体康健，不受病邪困扰，有疾病也是小病轻病，易痊愈。如父亲精气不足，又嗜好酒色，则小儿后囟门空虚不实，有病证先调肾精；如母亲原来禀赋不足，气血不足，则小儿前囟门虚软不坚实，易生疾病，则多调气血。

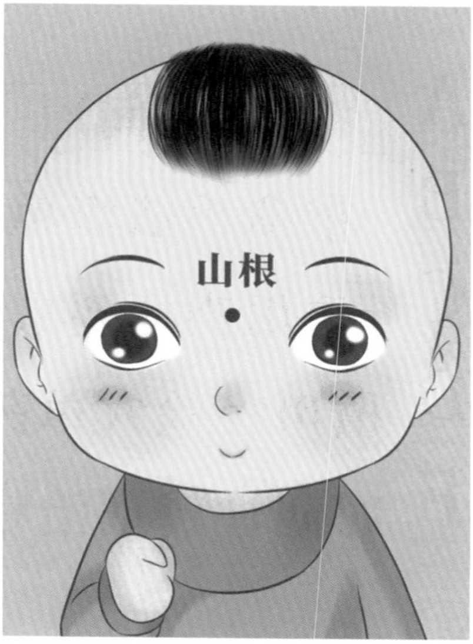

小儿望面时常见青纹，这些青纹代表着什么呢？青主惊，青纹在额上、印堂、太阳处，皆由受惊起，宜镇惊安神即安宁，多用清肝、小天心。如果是两侧面颊赤红色，则为心肝有热，一般小儿多哭多啼且无停歇，只需清肝凉心则可安，多用清天河水、清肝加胆穴。睡中噩梦惊醒，面青白，用两根葱白段，开水加少许盐，烫软刚好可挂筷子上，用纱布包起来，睡前捂双耳，可安。小儿流鼻血用六完、孔最穴放血立止。小儿气喘用大白穴放血立止。

三 我的小儿推拿

1 · 小儿推拿优点

- **A 推拿时间短**
- **B 推拿手法简单**
- **C 重用辨证要穴**
- **D 擅用经验穴单药**
- **E 时间性辨证治疗**

2 · 小儿推拿妙则

（1）推拿时一定要气定神闲，心中有数。包括对手法数量、手法轻重、手法主次、手法靶向的把控。

（2）推拿手法稳、准、均匀、轻触。做到如按绸缎，如行云流水般滑顺却不轻飞，指下如气流而行。

（3）针对患者体质强弱、年龄大小、敏感程度、病情缓急轻

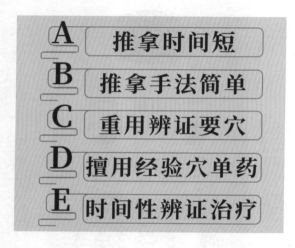

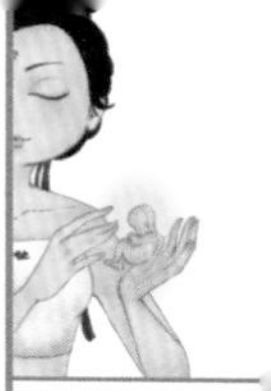

重，灵活运用，无硬性规定。

（4）推拿后注意休息避风，不可马上碰水。

（5）医者态度和蔼、细心，指甲勤修，操作前手温不凉。

3 · 我的四诊特点

A 辨阴阳寒热虚实定三方

B 入脏腑选四系要穴

C 重视辨因治病，忽略病名

[1] 辨阴阳寒热虚实定三方

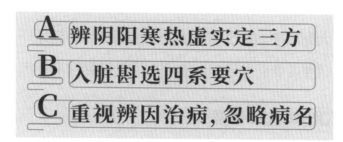

阴方
清天河水、分阴阳、分阴、逆运内八卦、补肾阴。 加减：高烧不退则取天河水、清六腑；津亏则加总筋、运水入土；便秘则加清大肠；湿热则加清脾；体热加内劳宫

阳方
清天河水、分阴阳、分阳、顺运内八卦、补肾阳。 加减：体寒加外劳宫；腹泻加补大肠；寒湿或脾胃弱加补脾

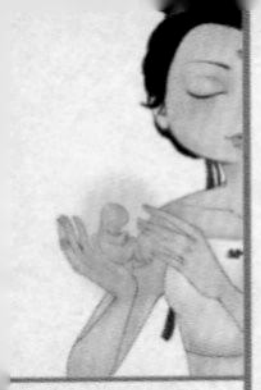

平方
清天河水（心肺）、清胃、清补脾、平肝、清肺。 加减：消化不良、腹胀加大四横纹；积食、食欲不振加四缝；先天不足加二马；调气机加二白；心神不宁、惊恐加小天心

阳方和阴方为偏性手法，适用于病邪正当值，为祛邪而用。辨寒邪则用阳方，符合寒则热之的治疗大则，辨热邪则用阴方，符合热则寒之的治疗大则。平方为久推无害，无偏性手法，适用于病邪正当值所入之脏的调理，或病邪已去，恢复期保养保健原来所伤之脏系统。

[2] 入脏斟选四系要穴

(1) 脾系手法

益气健脾推拿法	补后天之本，调气血，护营卫，丰肌肉，消食健脾胃，保证成长需求
主方多做	清补脾、运八卦、揉外劳宫
配穴带过	揉二马、推大四横纹、平肝

(2) 肺系手法

益气补肺推拿法	肺为五脏之华盖，主一身之气，司呼吸，外合皮毛，开窍于鼻。调呼吸系统
主方多做	清肝平肺、清补脾、推大四横纹
配穴带过	清天河水、揉二马、揉外劳宫

（3）肾系手法

益气补肾推拿法	补先天之本，辅助脾胃滋养，骨骼、脑、发、耳、尿代谢等调护，保证生长发育需求
主方多做	揉二马、补脾、揉外劳宫
配穴带过	平肝、清天河水、推大四横纹

（4）神智系手法

安神益智推拿法	小儿脏腑娇嫩，形气未充，神气怯弱，易受惊恐。可益智安神、补益肾精，促进成长
主方多做	揉二马、揉阳池
配穴带过	平肝、清天河水、捣小天心

[3] 重视辨因治疗，忽略病名

（1）辨因入脏

不管是成人疾病的治疗或调理，还是小儿，我都喜爱用中医的辨因辨证找到有问题的脏腑，再入经络，而经络所属的脏腑就是我要治疗和调理的重点。临证十多年，发现这样的治疗更能直中要害，灵活用穴用药，不被病名所困扰，不被固有方案或思维所禁锢。

（2）时间性辨证入脏

除了根据五脏功能在人体中表现出来的盛衰症状进行入脏

外，其实利用十二正经的子午流注时间也可以辨到问题脏腑。如子时23～1点才出现啼哭或疾病症状，可辨胆经问题；如每日寅时3～5点，宝宝都会起来哭闹，则怀疑其肺有热，需宣泄之。如没有得到宣泄，小儿的悲哭之情就会在卯时5～7点，也就是小儿起床后，一定会大哭一阵，这时不能制止其哭，这是大肠有热。一般大多是肺热得不到宣泄，热下行至大肠，如泄大肠之热后，会发现由肺热产生的咳嗽、心火寐不安、便秘等问题就会迎刃而解。当然，这只是一种可能，我们需要收集小儿更多的症状和饮食、带养情况，来辨别小儿的疾病根源在哪里。比如同样表现为便秘、咳嗽的症状，如果小儿伴有食欲不佳，我们会追问其是否偏食，喜吃肉类食品，不吃蔬菜。如果是的话，这时就是食积大肠，久而化热，是大肠自己的热，并非是肺热过来的。治疗的重点就会放在清大肠上，而非清肺热。但是如果小儿伴有流脓涕、咽痛等感冒症状，我们会追问其是否感受风热表邪，如果是，那么治疗的重点就是清肺热。

利用十二正经的子午流注时间辨到问题脏腑，或可帮助我们找到追问疾病根源的方向，更准确地收集四诊资料，定下的治疗方案所产生的疗效就是自然天成的了。

（3）定取时间输穴

定取时间输穴是指根据主诉症状严重的时间定取输穴。

加重时辰	输穴	加重时辰	输穴
丑时 1 ～ 3 点	太冲	未时 13 ～ 15 点	后溪
寅时 3 ～ 5 点	太渊	申时 15 ～ 17 点	束骨
卯时 5 ～ 7 点	三间	酉时 17 ～ 19 点	太溪
辰时 7 ～ 9 点	陷谷	戌时 19 ～ 21 点	大陵
巳时 9 ～ 11 点	太白	亥时 21 ～ 23 点	中渚
午时 11 ～ 13 点	神门	子时 23 ～ 1 点	足临泣

4 · 我的小儿推拿技巧

定方时，忽略病名，直接按照三步骤选方案，再根据病情症状加穴位。方案定下后，手法主次心中有数，其他手法以 7 或 8 的倍数带过即可。通常我习惯阳方用 7，阴方用 8 来乘倍数。

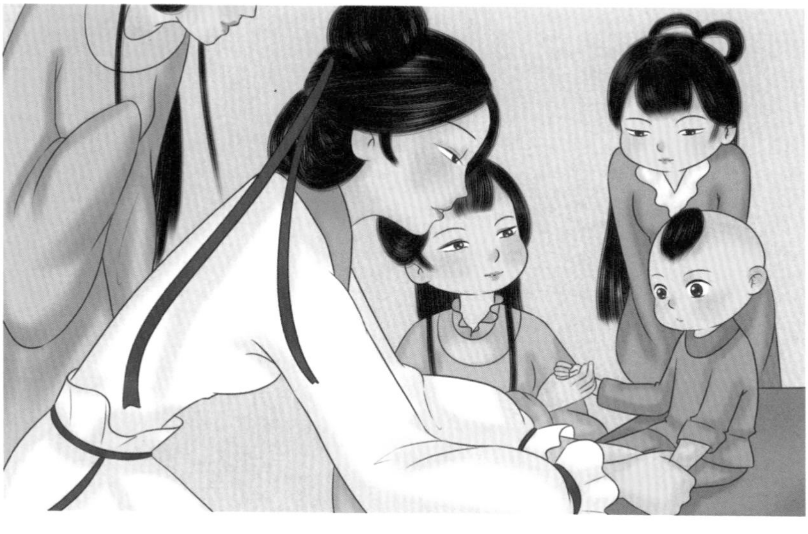

定主次的原则。入脏的穴位都要多做，本脏多做，五行相生相克脏多做，相表里经的脏多做，对症处理的症状手法多做，急症问题的手法多做。其他的手法一带而过即可。

一般小儿年龄 0 ～ 3 周岁，我喜欢单纯用小儿推拿手法。3 周岁以上小儿，则加入脏腑经络点穴，尤其是 16 周岁以内，7 周岁以上的小儿，更是着重做，认真地做。

脏腑经络点穴是显效快、治根本的好疗法，一定要认真对待，好好坚持做，但是因有穴感，会有些许不适，宜放在小儿推拿手法之后来做。医者应做到有穴感，轻而不浮、重而不痛地点揉，针对小儿的手法还是很轻的，无需太重，这点和成年人不一样。

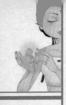

第二篇

“蓬头稚子学垂纶，侧坐莓苔草映身”
——小儿推拿基本手法与常用穴位

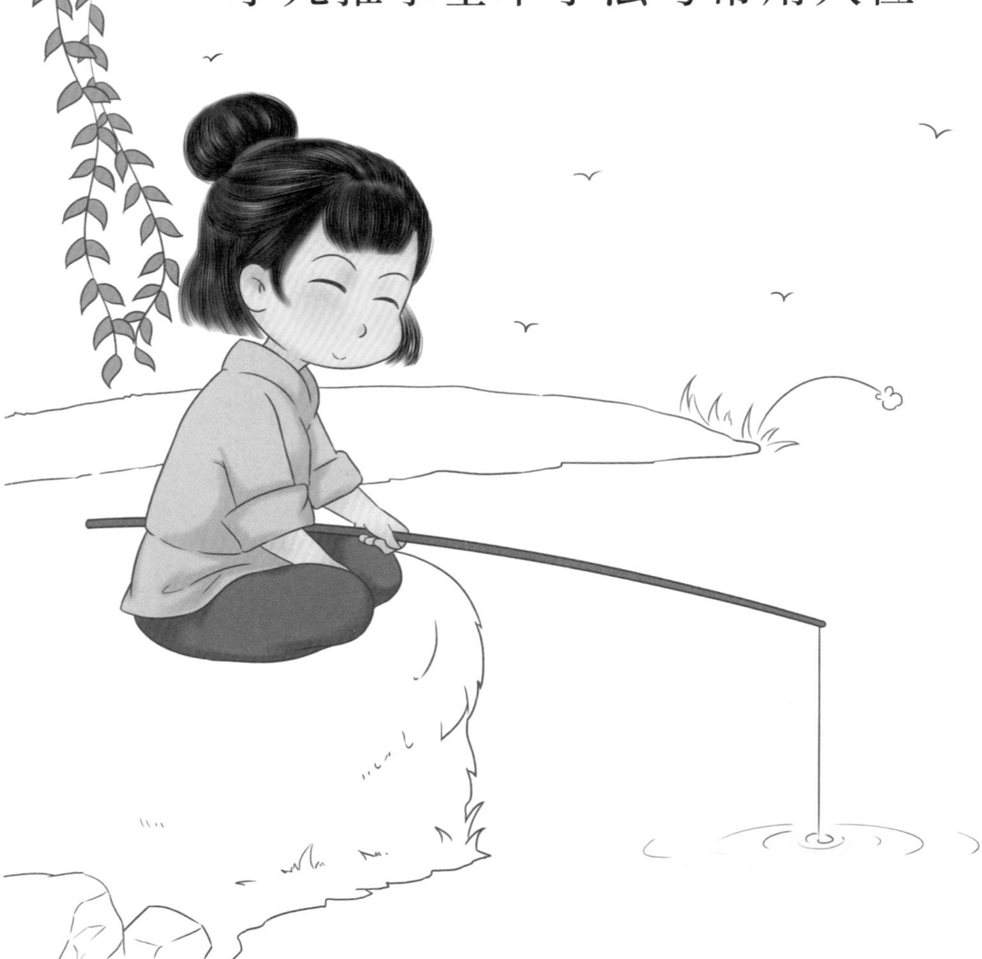

第二篇

小儿推拿基本手法与常用穴位

一 基本手法细解

1·推　法

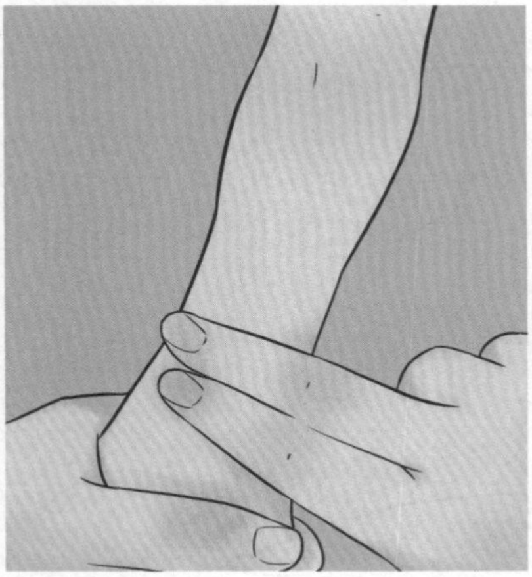

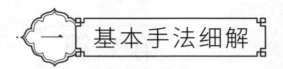

推法是在穴位上用拇指外侧面，或食指、中指、无名指的掌面按着穴位的皮肤，以固定的幅度向前、向后或来回往返推移，也就是有规律地、轻重均匀地连续直线推动。

推法要轻而不浮，快而着实。总的要求是“持久、有力、均匀、柔和”。

一般情况下，离心的方向为清，向心的方向为补，来回往复为清补。但有例外，如推天河水穴，其方向是向心的，就是属于清法。推动的速度要比较快，力量的轻重要据患者年龄的大小与体质的强弱而定，原则是不使皮肤红肿为度。

2·揉 法

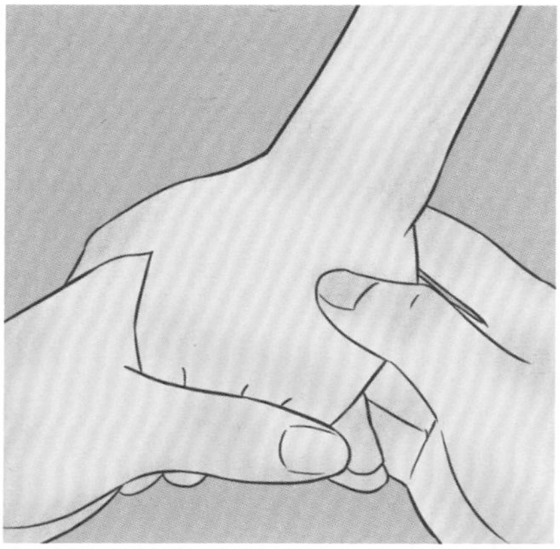

揉法是以医者的手指按在操作的穴位上，不离其处而旋转揉动。一般是用拇指或中指、食指的螺纹面揉之。推法用于线状的穴位，揉法则用于点状的穴位，两者同是最常用的手法。

3·拿 法

拿法要刚中有柔，刚柔相济。以拇指、食指两指或并用中指，夹住穴位，同时用力卡拿。这是一种渗透性强的手法，用于对一些肥厚部位的穴位进行刺激。

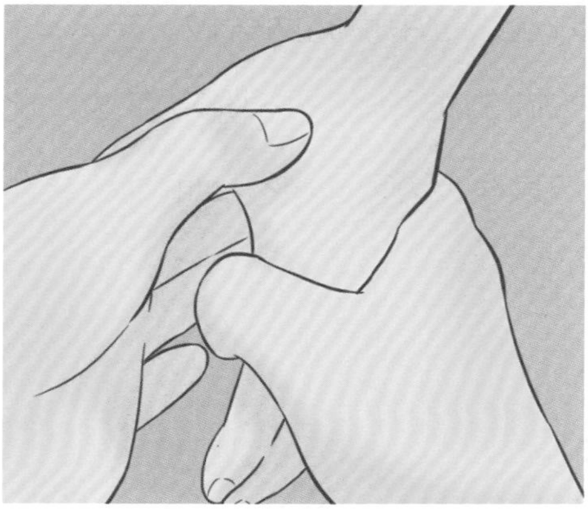

4 · 捣 法

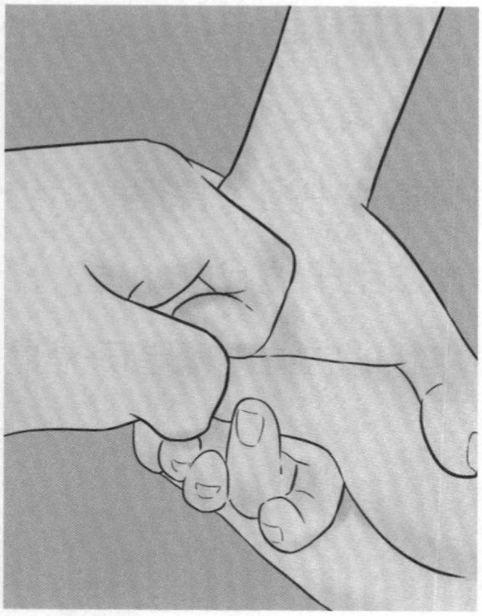

捣法是医者屈中指或食指，以其手背面近掌之第一指间关节在穴位处均匀地捣打。捣的方向有几种，但我在临床中一般单用直捣（直上直下地捣），有镇降的功效。

5 · 分 法

医者用两手拇指的螺纹面同时从穴位中点向两旁做“← · →”方向的推动，为分阴阳疗法。此法具有分寒热、平气血的作用。

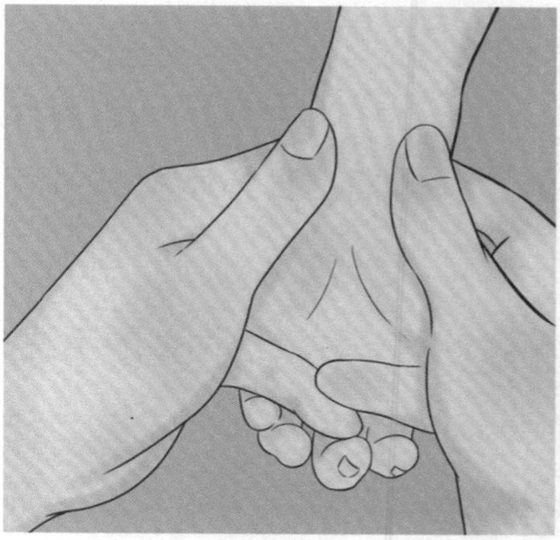

6·合 法

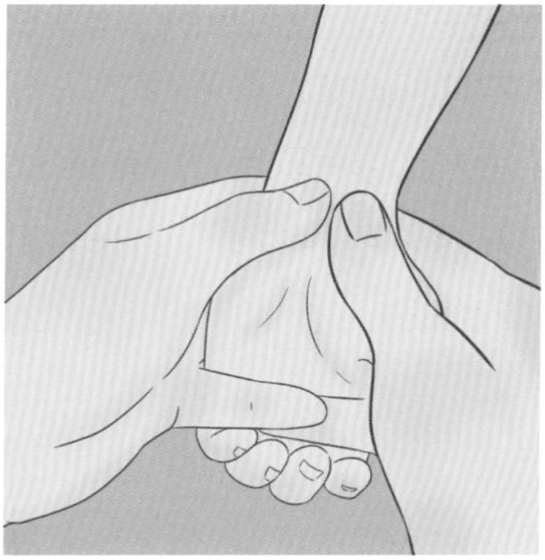

医者用两手拇指的螺纹面同时从穴位左右两边向穴位中点做“→ · ←”方向的推动，为合阴阳疗法。能使阴阳相交、气血和谐，总的作用是调和阴阳。

7·运 法

运法是医者用拇指侧面或食指、中指、无名指指端螺纹面，单用或二指并用（治年龄较大的小儿亦可三指并用）循穴位沿一定方向做环转推动，或做半环形推动，叫作运法。环形如运八卦，能开气血、痰火之郁结；半环形如运水入土、运土入水，能调整水为火或土的偏胜偏衰，总的作用是化郁和调整气血阴阳。

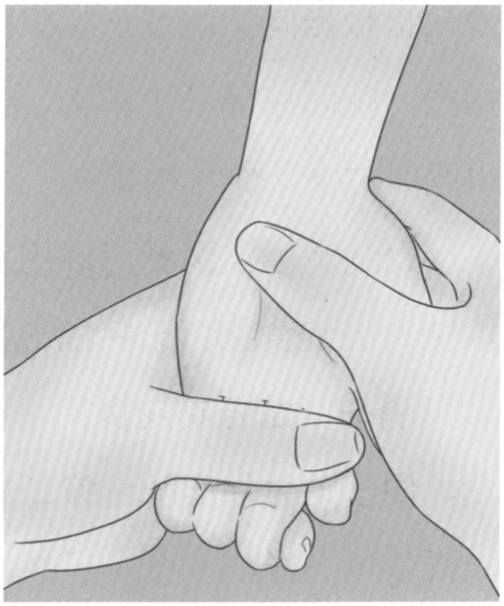

8 · 掐 法

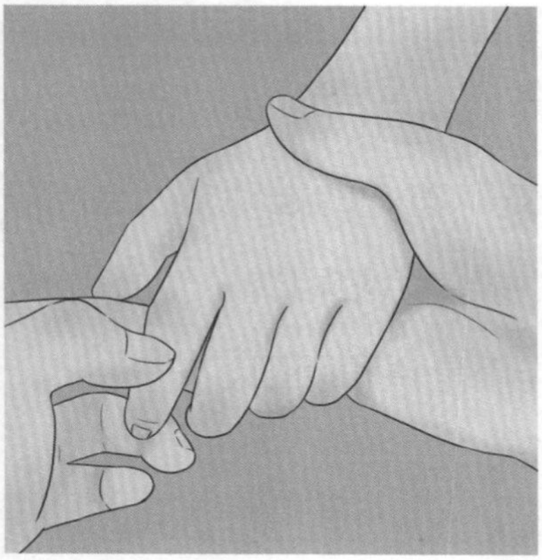

掐法是医者用拇指指端爪甲部掐一定的穴位或部位，逐渐用力切掐，可持续用力也可间歇用力。有镇惊、醒神、开窍之功。注意不要长久用力，以免掐破皮肤。

9 · 并推法

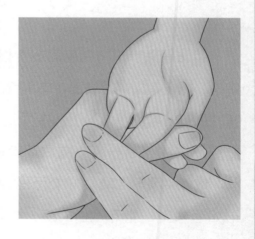

如推法中的平肝和清肺，均是从指根推向指端或从指尖推向指根，中间只隔一个中指，就可以同时并推，称为并推法。

患儿手小，医者可以用左手拇指将患儿食指、无名指与其余三指隔开，充分暴露食指、无名指，便于同时并推肝、肺二穴。这样既节约了操作时间，效果也和单推穴位一样。

二 常用穴位定位及操作

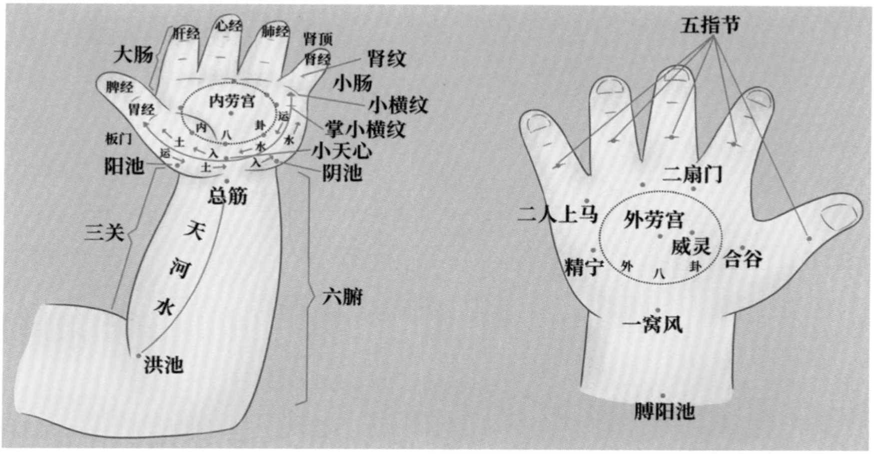

1 · 天河水

【位置】在掌面，自腕横纹到肘横纹的连线，居中线型穴位。

【操作】从腕横纹直推至肘横纹。

【作用】清心安神，清肺利肺，退热。

【主治】普通发热、心惊不安、口舌生疮及呼吸道疾病。

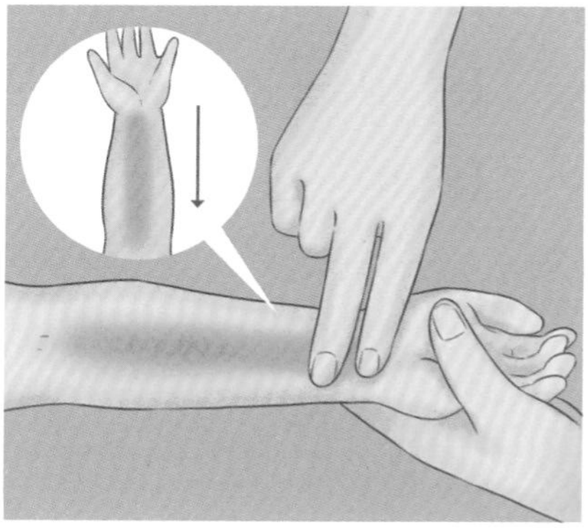

【应用心得】天河水是我最常用的穴位，因其本在心包经上，可清心火安神，又因其以清为补，顺应肺的生理特性，既能退肺热，还能增加呼吸道的自我抗病修复能力。

2·六　腑

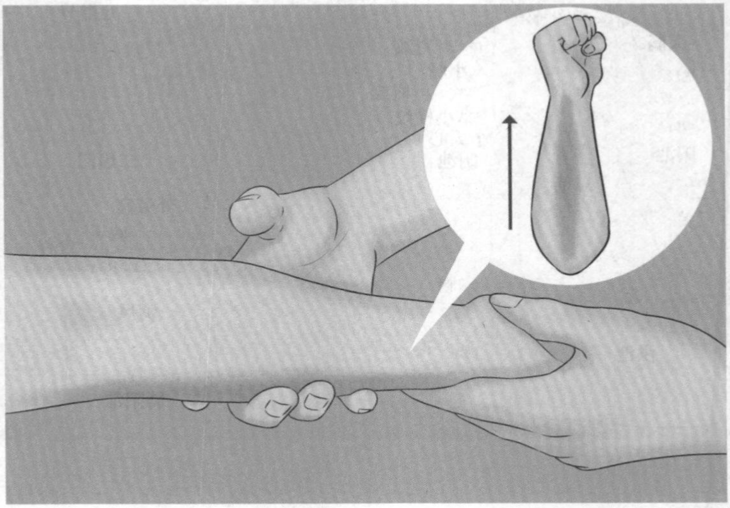

【位置】在前臂尺侧，从肘尖至腕横纹呈线型穴。

【操作】将小儿之手臂侧拉平直，一手固定护住腕侧，使手臂与腕、小指侧呈一条直线，从肘尖侧推至腕横纹。

【作用】清脏腑实热，消积化滞。

【主治】普通发热、壮热不退、便秘、积滞。

【应用心得】此穴偏凉，热盛、积滞严重者才用。

3 · 阳池与阴池

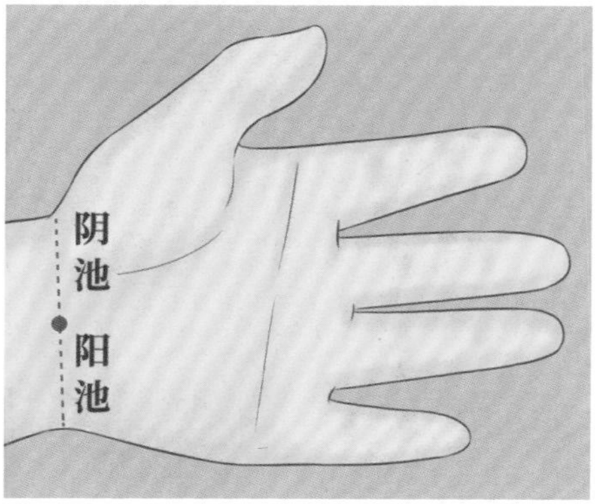

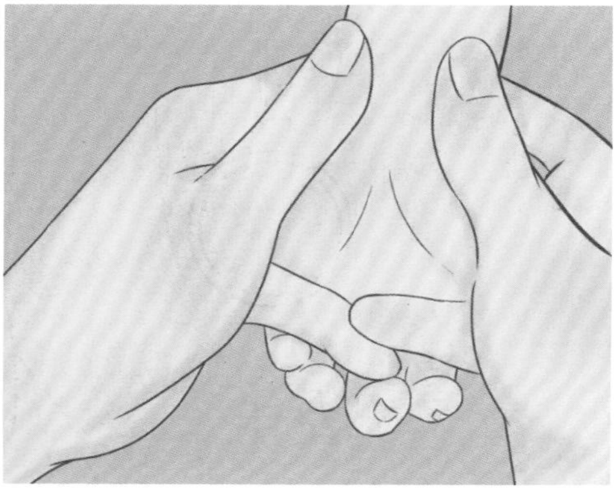

【位置】在腕部小天心两侧，大小鱼际掌根横纹处，桡侧为阳池，尺侧为阴池。

【操作】用两拇指螺纹面从小天心开始，同时向大小鱼际掌根横纹处分推至两侧，为分阴阳；反之为合阴阳。单向大鱼际推，为分阳；单向小鱼际推，为分阴。

【作用】调和脏腑气血，平衡阴阳（阳池温阳、阴池滋阴），分寒热。

【主治】寒热往来、气血不和。

【应用心得】我喜爱利用小儿“纯阳之体”，调动小儿自身的修复能力，顺应各脏腑经络的喜恶特性，多做平方（见第 24 页）或少做偏性手法，因此分合阴阳做得非常少。

4·内八卦

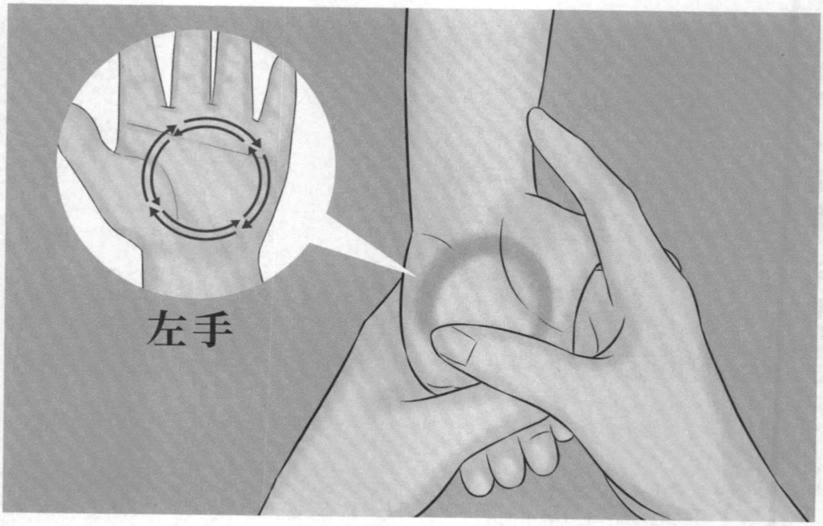

【位置】掌心劳宫穴四周。

【操作】顺时针或逆时针方向用运法。

【作用】行气宽中，顺周身经气。

【主治】咳喘、呕吐、腹泻、腹胀、百日咳、积滞等。

【应用心得】此穴我在临床中一般用得比较少，用时也是顺运一圈再逆运一圈，顺应自然，达到调周身之经气即可。

5·胃　穴

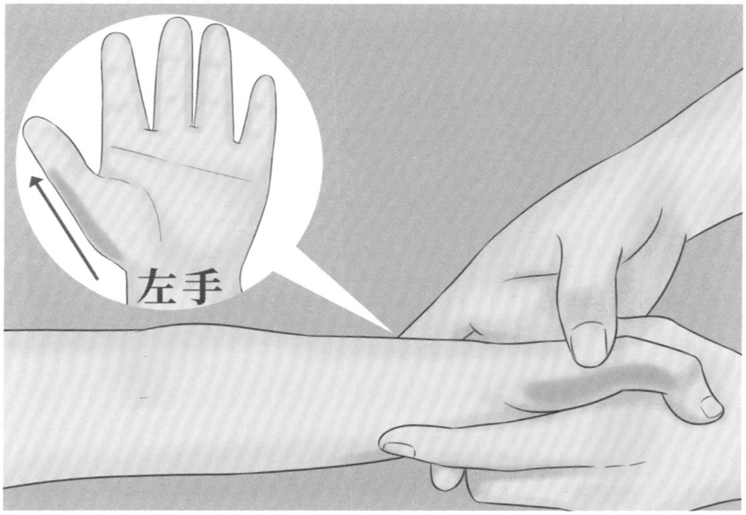

【位置】在大鱼际桡侧，第一掌骨赤白肉际处。

【操作】用拇指或食指自掌根推向拇指根，称为清胃；反之为补，称为补胃。

【作用】清中焦湿热，消食和胃，降逆止呕，除烦止咳。

【主治】恶心呕吐、烦渴善饥、呃逆、嗳气、吐血衄血、食欲不振、腹胀、口臭、便秘等症。

【应用心得】胃以降为顺，气向下，则胃安气顺。清胃则气下降，补胃则气上升，因此所治之证皆为气机逆乱的患者，可通用清胃。然补胃恐滞纳，一般少用。

6 · 大肠穴

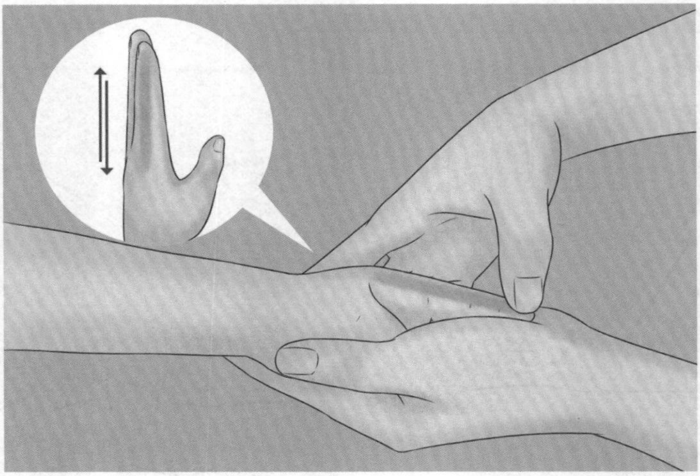

【位置】在食指桡侧缘，赤白肉际线上，呈线型穴。不必拘于手指，可到达虎口处。

【操作】医者用左手握患儿之左手，以拇、食二指将患儿拇指扣握于虎口内，使食指侧面充分暴露出来，再用右手食指侧自指尖推向虎口，称为补大肠；反之为清大肠；来回推之，称为清补大肠。

【作用】调节大肠机能，固涩止泻，清利肠热。

【主治】腹泻、便秘、积滞、脱肛、肛门红肿。

【应用心得】我一般较少专用补法或清法，根据病情，需要补大肠或清大肠时，先补或清大肠几下，再以清补大肠主之，也就是平补平泻手法，促进大肠自身的修复能力即可收效。

7 · 脾　穴

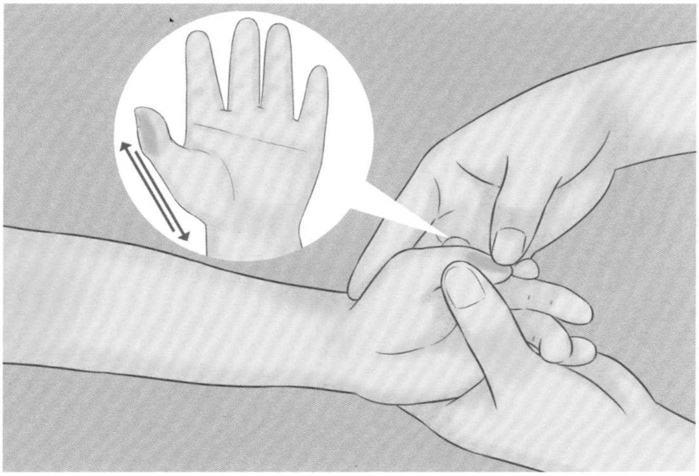

【位置】在拇指桡侧缘，赤白肉际处。

【操作】医者用左手握患儿之左手，同时以拇、食二指捏住患儿拇指，使之微屈，再用右手拇指自患儿拇指尖推向拇指根，称为补脾；将患儿拇指伸直，自拇指根推向指尖，称为清脾；来回推之，称为清补脾。

【作用】健脾胃，补气血，清湿热，消食积，化痰涎。

【主治】体质虚弱、食欲不振、肌肉消瘦、消化不良、呕吐、泄泻、伤食、痢疾、便秘、黄疸、痰湿、咳嗽、遗尿等症。

【应用心得】脾主四肢，主肌肉，如肌肉软、运动能力弱、食欲不佳的小儿可多补脾；肾虚或气血不足遗尿也应多补脾；咳嗽非实证，而是虚证时，可先揉二人上马以补先天之本，再清热平气机逆乱，最后再补脾土生肺金，加灵骨、大白点按。如咳嗽夹有痰湿则多做清补脾；口舌生疮、心脾积热的小儿可先推天河水，再清补脾。

8·肝 穴

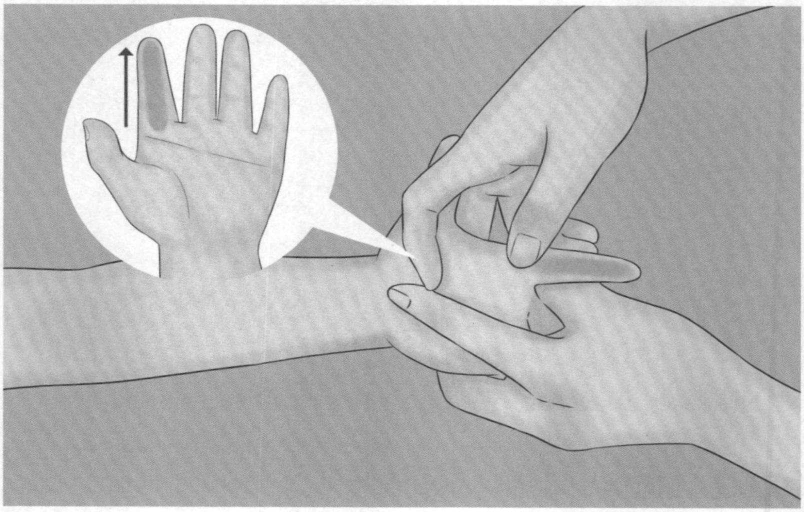

【位置】食指掌面或食指末节螺纹面。

【操作】此穴喜用清法，也就是我们常说的平肝。用推法，自食指掌面指根推至指尖为平肝。而肝为升发之脏，多火，一般极少用补法。

【作用】疏肝理气，平肝定神，清热毒。

【主治】呃逆、嗳气、夜啼、惊恐、咳嗽、病毒性疾病。

【应用心得】火性炎上，肝为将军之官，易生火，因此肝宜平不宜补。平肝亦是清肝，肝有热时，如为实火用平肝法；如为虚火应补肾水滋肝木用补肾手法。另外，一切与肝胆、气机紊乱有关的病证皆重用平肝。

9·心　穴

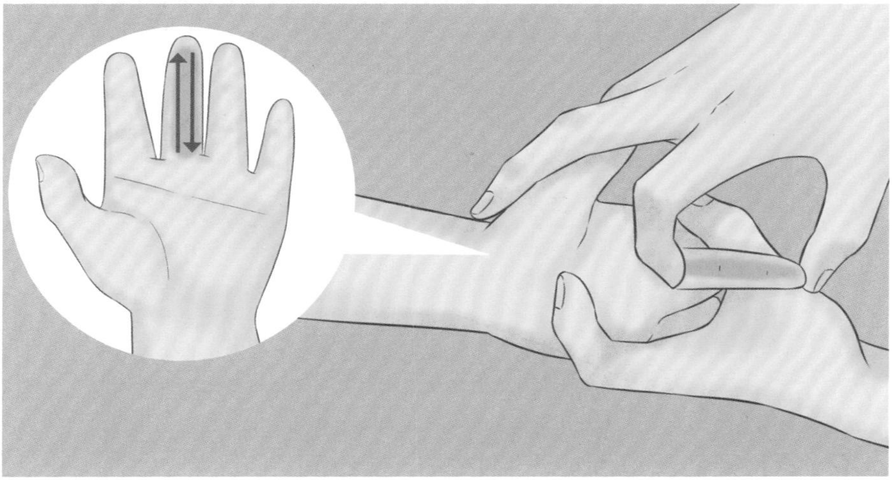

【位置】中指掌面或中指末节螺纹面。

【操作】在中指掌面指根至指尖之间来回推之，为清补心。

【作用】清心安神，补心血，强心功。

【主治】口舌生疮、夜啼、心烦易惊、先心病。

【应用心得】一般多用清补心。心火温养周身，始终阳热有余，不可妄补，如小儿有先天性心脏病导致生长发育慢，则可酌情补心。此外，有心火过旺时，我大多还是用清补心，不轻易清心以护心阳。

10 · 肺 穴

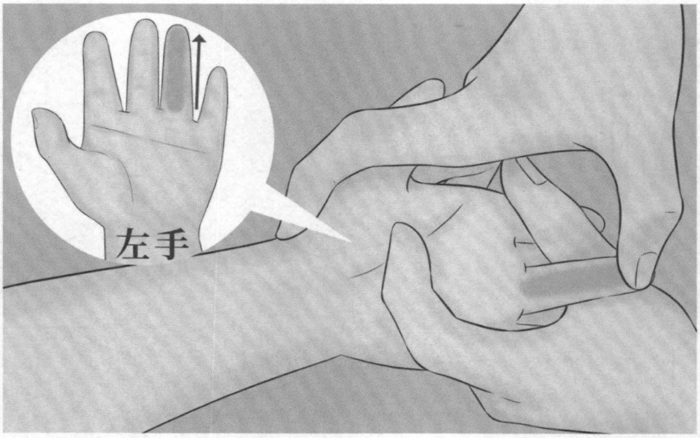

【位置】无名指掌面或无名指末节螺纹面。

【操作】用推法，自无名指掌面指根推至指尖为清，称清肺；反之为补，称补肺。

【作用】宣肺清热，补益肺气，止咳化痰。

【主治】感冒、咳嗽、气喘痰鸣、自汗、盗汗、面白、脱肛、遗尿、大便秘结、麻疹不透。

【应用心得】从经络看，无名指属于肺与三焦经。手背是三焦经，掌面就是肺经。临床中我做平肝清肺时，基本没有分开，平肝必清肺，清肺必平肝。而且细心一点的朋友会发现，平肝清肺必配清天河水。肺是个清灵之脏，喜欢一呼一吸中充盈又清空的润爽之感，因此肺不轻易补，除非极虚。如需补肺一般用培土生金法，也就是补脾，或点按灵骨、大白。

11 · 肾 穴

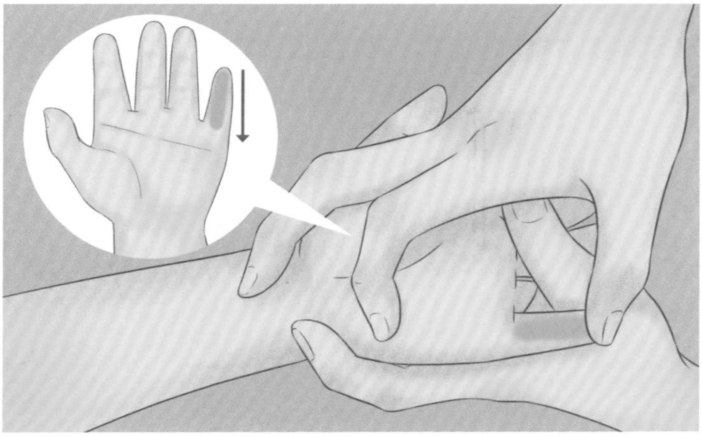

【位置】小指掌面或小指末节螺纹面。

【操作】自小指尖推至指根为补肾。

【作用】益气固肾，益脑助神，纳气定喘。

【主治】遗尿、五更泄、肾虚咳喘、先天不足。

【应用心得】此穴因小儿推拿派别不同，补泻手法有所不同，甚至相反，不免疑惑，只需遵循每个派别的精神来配穴，便可奏效。我一般较少用清法，肾为人之先天，主脑生髓，故宜补不宜清。

12 · 小肠穴

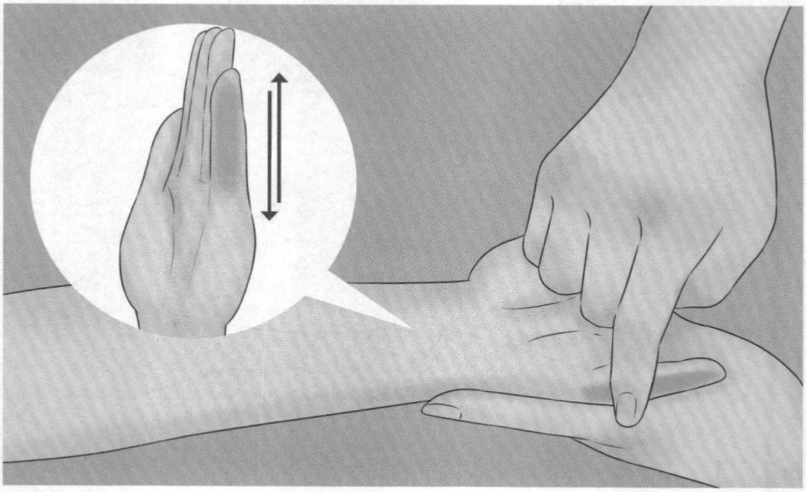

【位置】小指尺侧缘，赤白肉际处。

【操作】从小指尺侧指根部推到指尖为清小肠；来回推则为清补小肠。

【作用】宣通气机，利水通淋。

【主治】遗尿、小便不利、尿赤、腹泻。

【应用心得】小肠能分清泌浊，用清补法可利水道通小便；湿热遗尿、尿赤需用清法以化郁行气机，清下焦热。我在临床中碰到伤食泻早期、痢疾、湿热泻都是不主张马上止泻的，应让其邪泻出后再多清小肠利小便来干燥大便达到止泻目的。

13 · 大四横纹

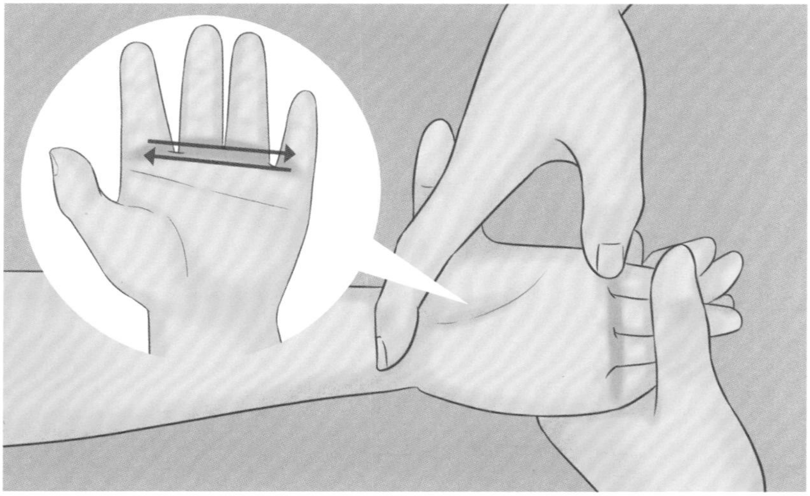

【位置】食指、中指、无名指、小指根部连掌面之横纹正中，共四个穴点。

【操作】以拇指指腹侧峰自食指根推至小指根，来回推之。

【作用】调理脏腑，行气消滞。

【主治】腹胀、便秘、积滞、积食咳嗽、厌食。

【应用心得】穴点在四指之指根，来回推之可调理脏腑气血及促进其功能恢复，我在小儿推拿中基本都配此穴。

14·四 缝

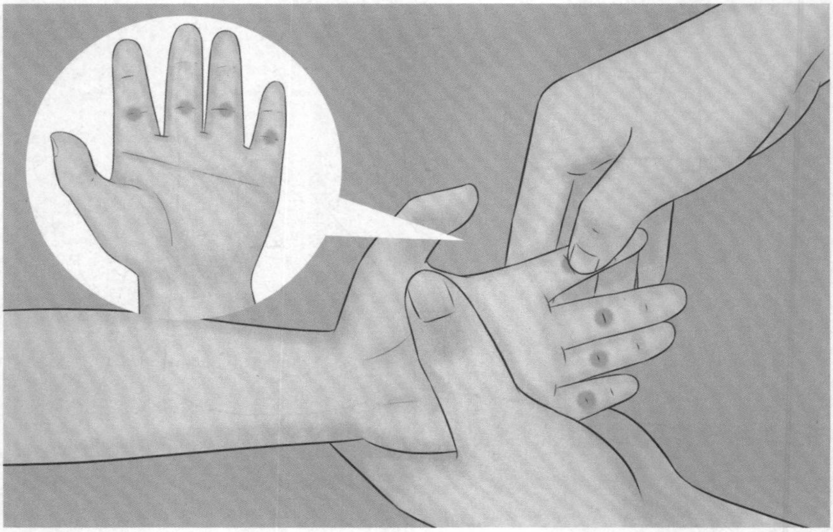

【位置】在手掌面，食指、中指、无名指和小指第一指间关节横纹处。

【操作】用拇指指甲依次掐之，而后揉之，掐 5～7 次。也可将小儿四指并拢，从食指横纹推向小指横纹，为推四缝。

【作用】理中行气，化积消胀，退热除烦。

【主治】疳积、腹胀、厌食、食积发热或咳嗽。

【应用心得】本穴为治疗疳积的要穴，可以单穴使用，用一次性放血针点刺本穴后用力挤出黏液或血水，称挑积法。治疗其他病症则只需点掐此穴即可奏效，一般临床运用时点掐的次数，我习惯性地按照小儿年龄乘 2。

15 · 板　门

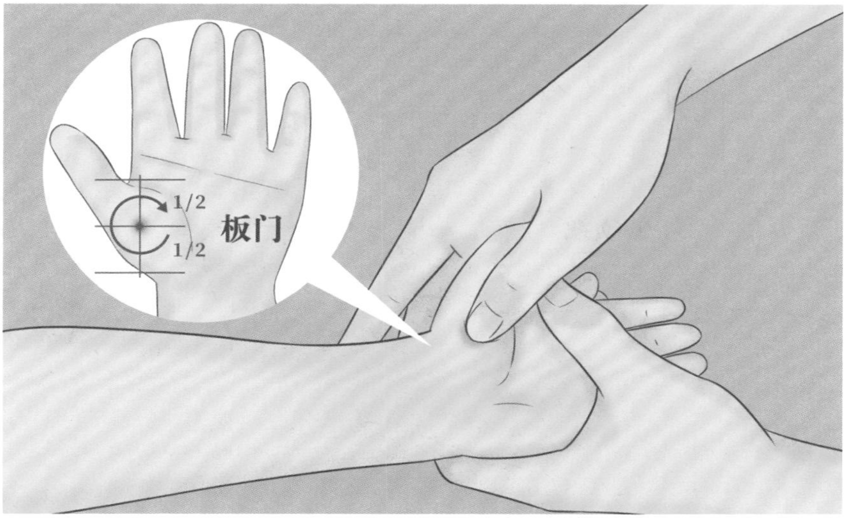

【位置】在大鱼际掌面正中稍偏下处，稍低于坎宫。

【操作】用拇指指腹点揉旋按之。

【作用】宽胸膈，调胃肠气机，消积滞。

【主治】便秘、腹痛、腹胀、呕吐、腹部痉挛痛。

【应用心得】应用此穴注意指下感之有无如筋结一般，大小如豆。或指下有气团聚之，应指重按皆可出现酸胀麻感，则定位最准，且效果最佳。

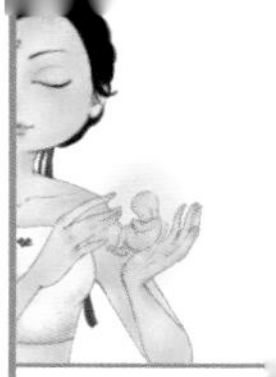

16·小横纹

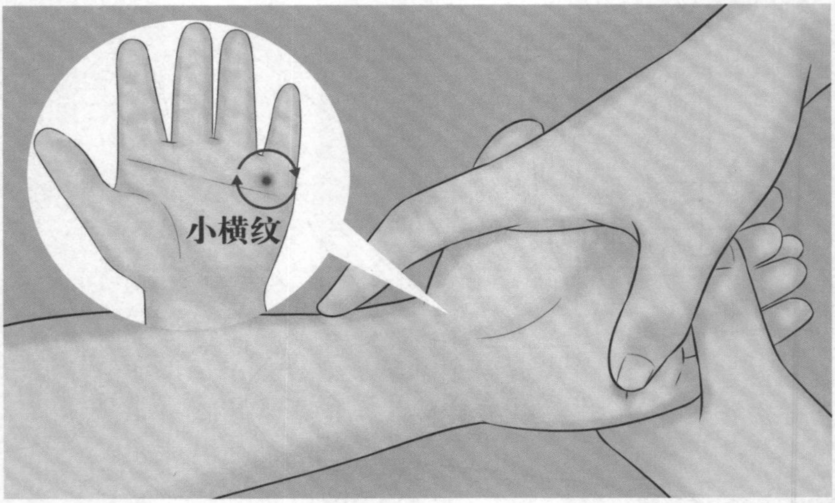

【位置】小指掌指关节横纹处（我常点揉在手八卦的兑卦处）。

【操作】拇指揉之。

【作用】化痰止咳，清利湿热。

【主治】喘咳、积滞。

【应用心得】此穴用拇指侧峰点揉第四、五掌骨缝隙之间，效果佳。

17 · 小天心

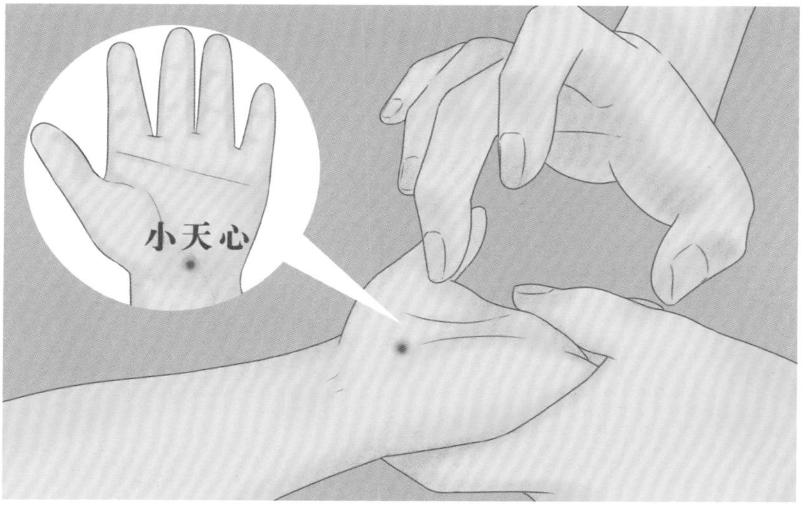

【位置】在掌根部，大小鱼际之交点低洼处。约为手八卦之坎卦。

【操作】用捣法，中指指间关节或指腹末端垂直对准穴位上下轻轻捣之。

【作用】镇惊安神，益智养心。

【主治】夜啼、惊证。

【应用心得】小天心在心包经所过之处，又为坎卦。坎为肾，小儿因惊恐而伤肾，夜寐不安，生长发育受影响，久而心神不宁，啼哭不止，更要多捣小天心。

18 · 二人上马

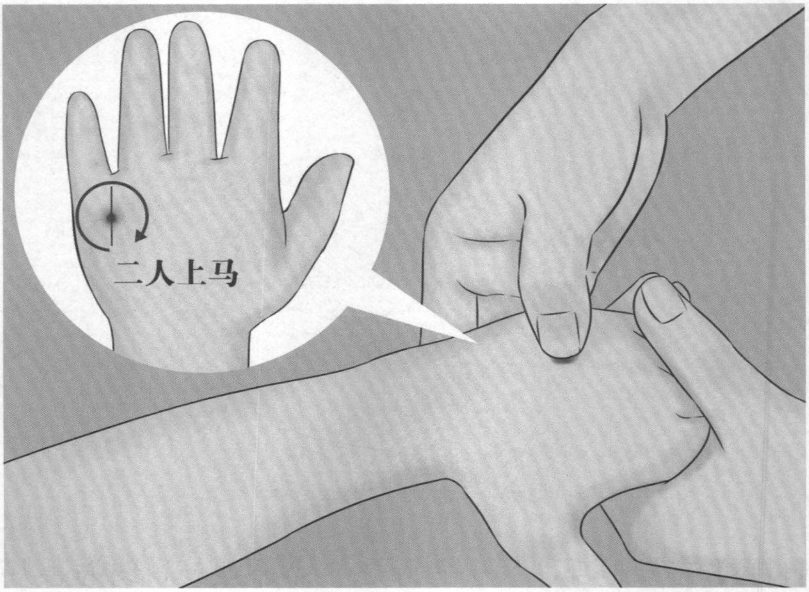

【位置】手背侧小指与无名指两掌骨之间，取其中点偏下凹陷处。

【操作】用拇指侧峰顺着掌骨间缝隙上下推点穴位。

【作用】温肾阳，补先天之本。

【主治】先天不足所致的肾虚腹泻、遗尿、夜啼。

【应用心得】一切先天不足、肾虚导致的小儿病证都可以加二人上马调之。

19 · 二扇门

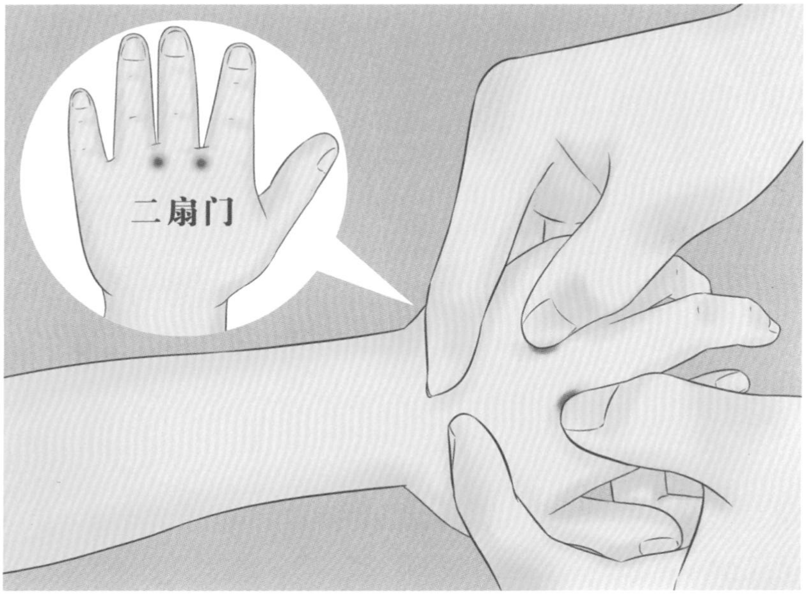

【位置】在手背中指指根关节两侧凹陷中。食指、中指交界处为一扇门；中指与无名指交界处为二扇门。

【操作】用两拇指甲同时掐本穴，称掐二扇门；用单手食、中两指端，或两拇指桡侧偏峰按揉本穴，称揉二扇门。

【作用】发汗解表，定惊安神。

【主治】感冒、身热无汗、惊风。

【应用心得】此穴为汗法代表，适用于一切需要发汗的表证，如外感风寒。

20 · 外劳宫

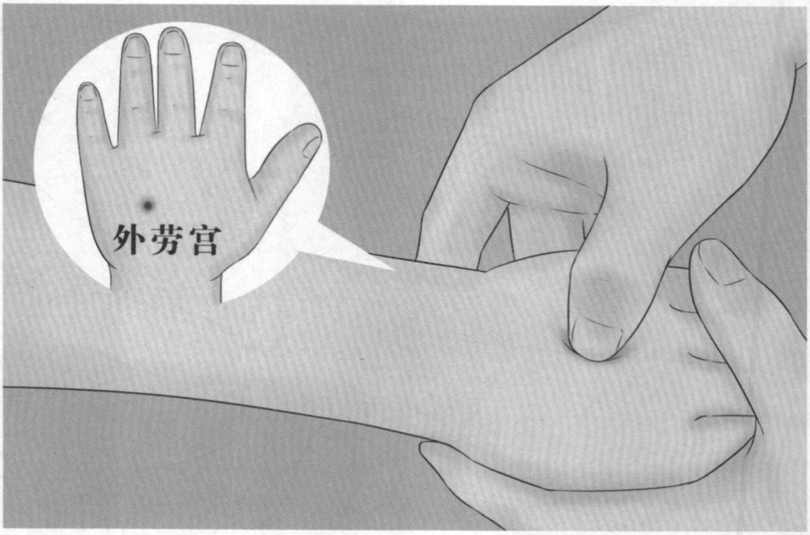

【位置】在手背第三、四掌骨中间凹陷处。

【操作】握小儿手背，使五指微屈，掌骨间开，拇指侧峰揉按之。

【作用】温里祛寒，解痉止痛。

【主治】受寒腹痛、胃肠痉挛痛、阳虚不足之证。

【应用心得】此穴温阳作用，凡虚寒之证皆可配之。

21 · 五指节

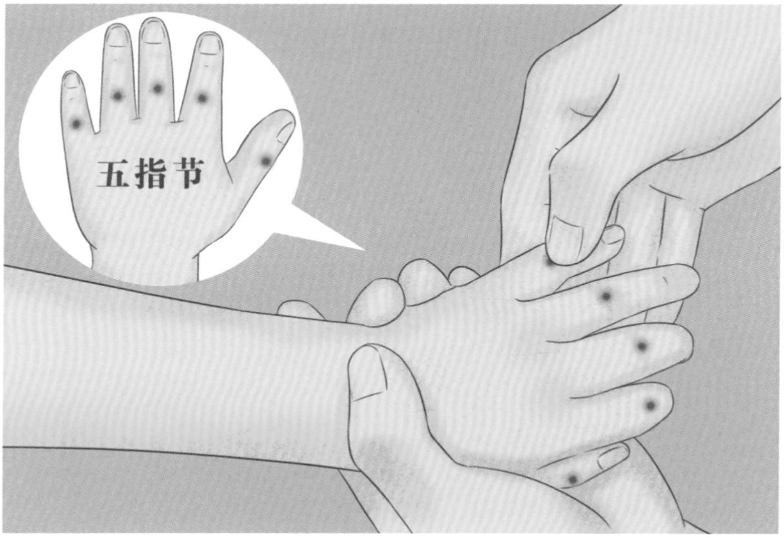

【位置】拇指指间关节及余四指近端指间关节背面横纹处。

【操作】用指甲端掐揉之。

【作用】调心血，理气机，固肺，提高抗病力。

【主治】感冒等呼吸系统病症、积滞。

【应用心得】此穴可提高肺功能，从肺主治节的思路来调节人体气机而固肺，可提高自我修复与抗病能力，是我在临床中做推拿时最喜爱的一个常规配穴。

22 · 一窝风

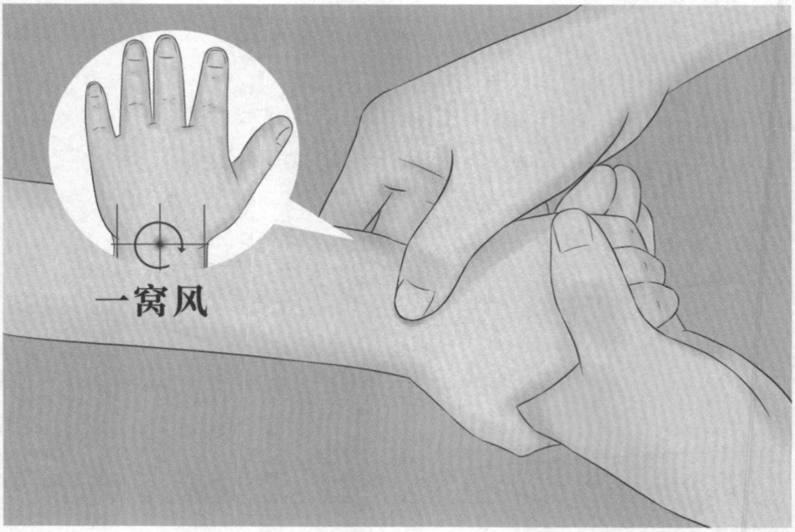

【位置】在腕背横纹正中点凹窝处。

【操作】揉之。

【作用】温中散寒，通窍。

【主治】风寒感冒之鼻塞、流清涕。

【应用心得】对风邪、表寒所致之证皆可配之。

23 · 膊阳池

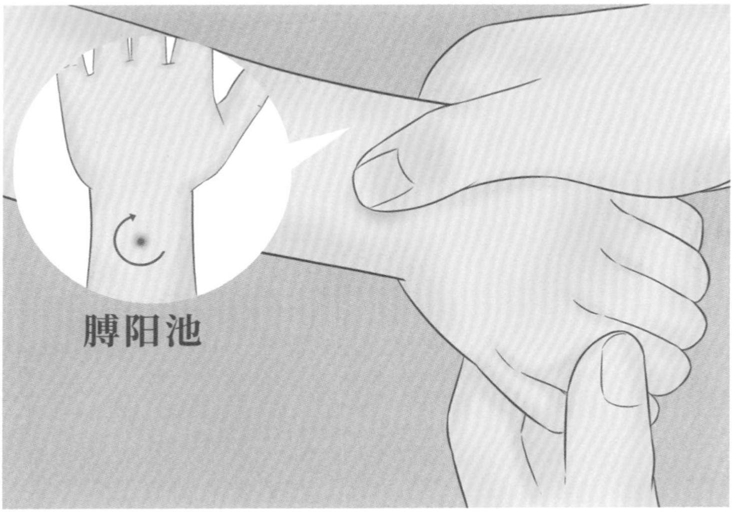

【位置】在一窝风直上凹陷处，视小儿手臂长短估之，约一寸处。

【操作】揉之。

【作用】升发清阳之气，降浊通调三焦，温阳祛寒。

【主治】头部一切疾患，寒热虚实之证皆可。

【应用心得】我认为膊阳池为“阳气聚集之池”，温热而不燥火，为人体的“暖穴”，治疗阳气不足、虚寒之证效佳。又为手少阳三焦经所过之处，与足少阳胆经为同名经，故而可镇惊安神。

24·手解表穴

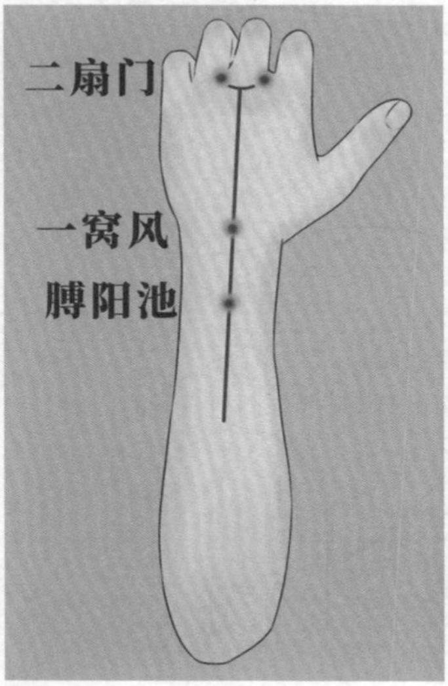

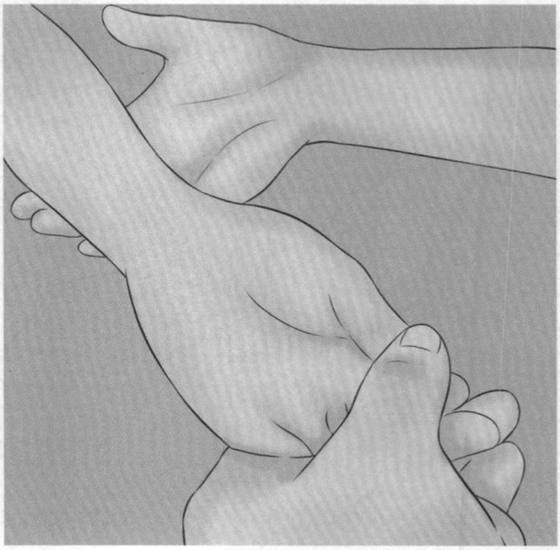

【位置】在手阳面，从掌指关节至前臂正中段背面。

【操作】用食、中、无名、小指并拢，掌面接触皮肤来回擦动至温热感或汗出。

【作用】发汗解表。

【主治】感冒之外感发热。

【应用心得】此穴为个人临床经验穴，是二扇门、一窝风、膊阳池同时做手法的一种习惯性简便操作，可增加发汗解表之功。

25·神 阙

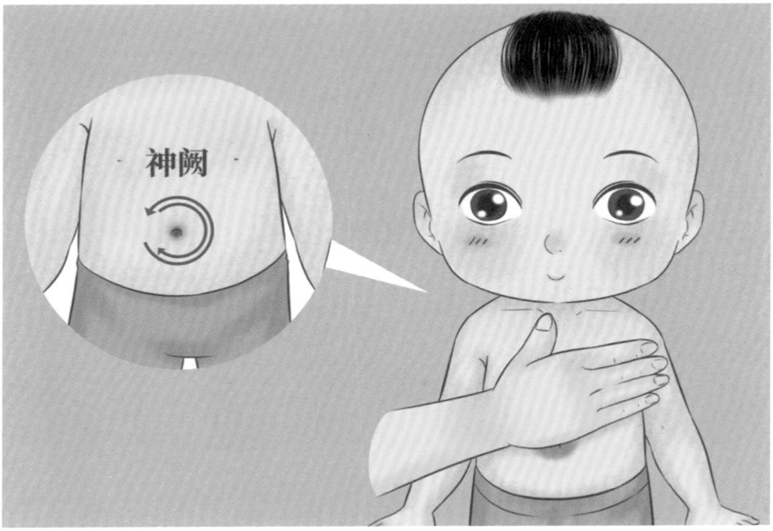

【位置】在腹部，肚脐正中也。

【操作】用拇指或中指指腹揉神阙穴5分钟。或双手搓热后，以神阙穴为中心，旋转摩腹5～10分钟。顺时针摩法为泻，逆时针摩法为补。

【作用】温阳散寒，补益气血，健脾和胃，消食导滞。

【主治】腹胀、便秘、食积、疳积、呕吐、腹泻。

【应用心得】此穴能补能泻。“脐通五脏，真气往来之门也，故曰神阙”。其为人体元气之根本，与命门穴相对，阴阳和合。逆时针摩神阙能大补阳气，补脏虚，调气血；顺时针摩神阙能消积聚，通腑气，理气机。

26 · 七节骨

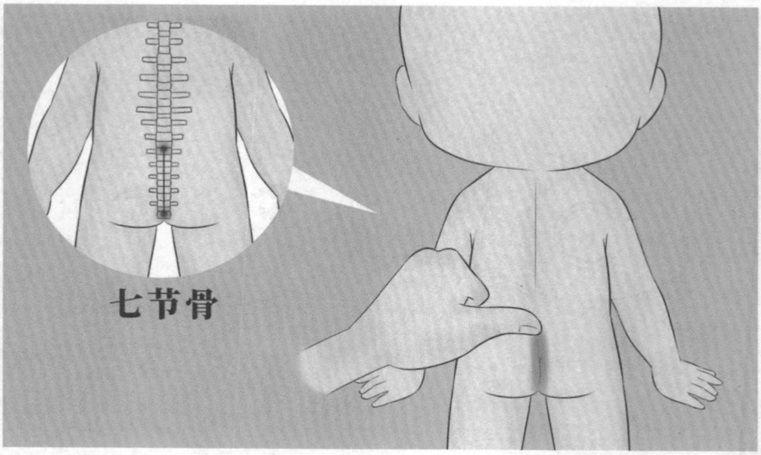

【位置】在腰骶正中，命门至尾骨端一线。

【操作】用直推法，向上推称上推七节骨，为补法；向下推称下推七节骨，为泻法。

【作用】泄热导滞通便，温阳固涩止泻。

【主治】便秘、腹胀、食积、虚寒腹泻、久痢。

【应用心得】上推七节骨用于虚寒腹泻、久痢，能温阳止泻；下推七节骨用于肠热、食积便秘或痢疾等症。两种不同方向的手法不可用错，如实热证用上推七节骨，则多令小儿腹胀、腹痛、疾病多变证或加重；如为虚寒证，用下推七节骨，则恐防滑泄，伤及纯阳之气。

27 · 龟 尾

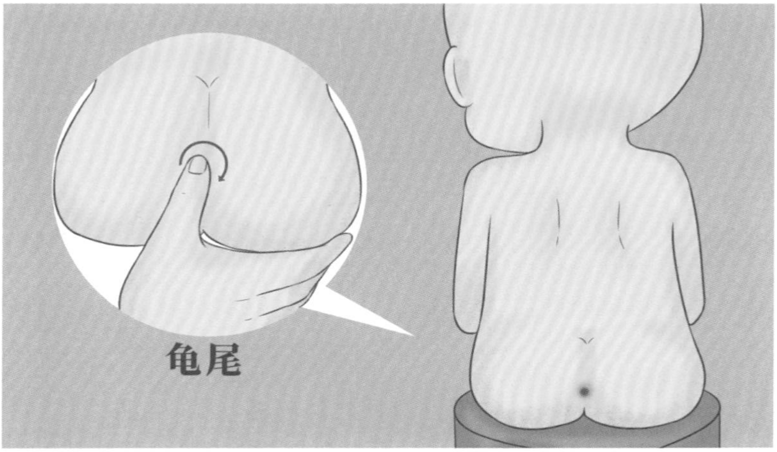

【位置】尾骨端到肛门之间，即长强穴。

【操作】用大拇指指腹轻按于穴上，做轻柔缓和的回旋揉动。

【作用】止泻通便，调理大肠。

【主治】腹泻、脱肛、便秘。

【应用心得】此穴于督脉之长强穴处，能通调督脉之气，调理大肠，穴性平和，能止泻亦能通便，常与推七节骨配合。

28·捏 脊

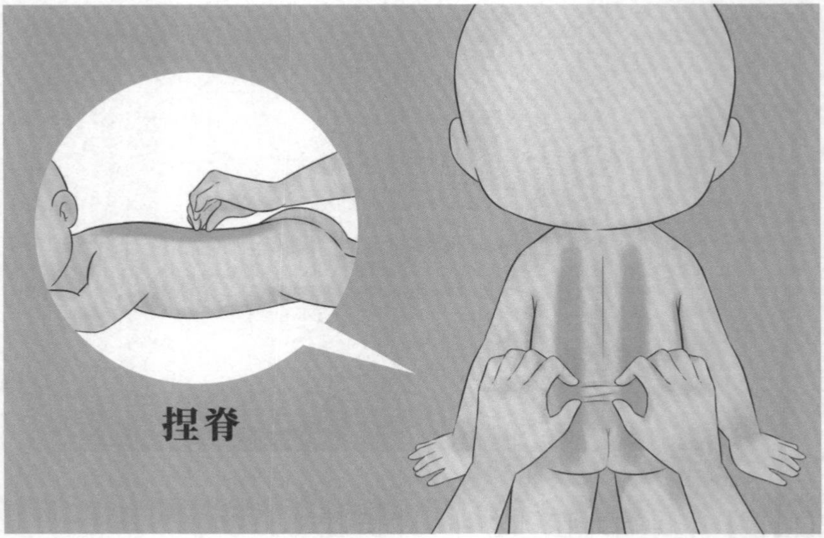

【位置】在腰背部，督脉两侧夹脊穴处。由尾骶部到枕项部，也就是长强穴到大椎穴呈线性穴。

【操作】两手拇、食指提捏皮肤沿着夹脊穴向前推进。

【作用】调和阴阳，通经活络，行气血，升阳祛寒，泄热。

【主治】食欲不振、消化不良、腹泻、疳积、感冒、发热、体弱。

【应用心得】生活当中大家所知道的捏脊大多指的是上捏脊，即从下往上捏，但实际应用中，还有下捏脊，方向正好相反。督脉主一身之阳气，背部乃阳气聚集之处，捏脊部位正好在督脉两侧。根据“顺经为补，逆经为泻”的原则，顺督脉自下而上捏脊是升阳，属补法，多用于补虚保健，增强脏腑功能；下捏脊为逆泻阳热有余，有清热泻火通便之功，属泻法，多用于实热证，如发热、便秘。

在手法上，下捏脊时只捏不提，或单用直推背。如实热证的小儿发热，手上的穴位做完之后，可加下捏脊，用拇指指腹或掌根直推至皮肤发红发热，能有效加快退热速度；上捏脊时，我则会根据小儿所需要调理的脏腑问题，捏到膀胱经的哪个俞穴附近，就顺带提一至二下，以加强其功效。

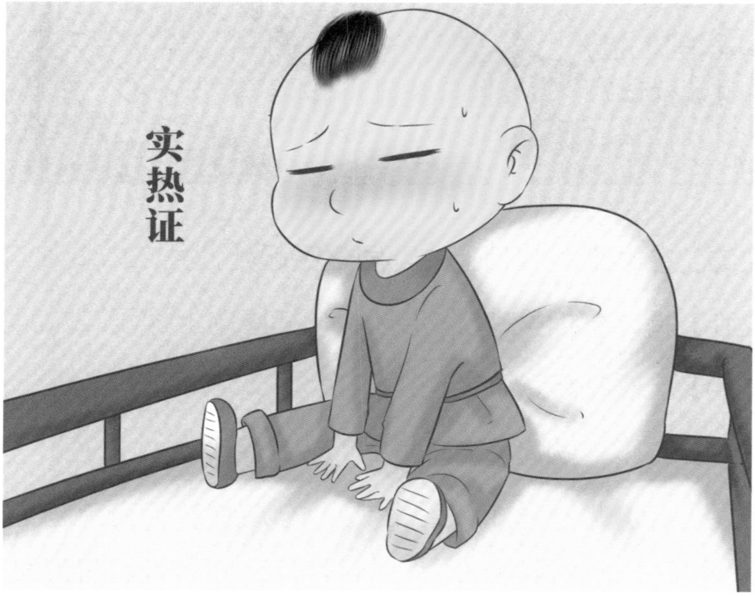

29 · 咽　穴

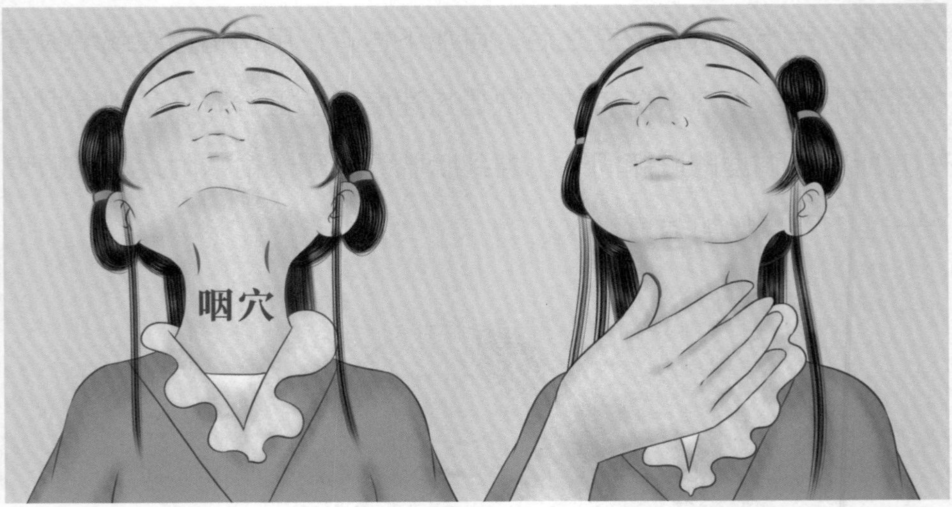

【位置】在喉结两侧稍上方，触之突起处，共二穴。

【操作】拇、食指呈“C”形环状，指腹向上揉压二穴。

【作用】止咳祛痰，利咽消肿。

【主治】咳嗽、咽痛。

【应用心得】此穴为个人经验穴，为方便学习交流与运用，为其命名为咽穴。揉压此穴时小儿如感耳痒、咽痒欲咳，效果佳。

第三篇

“童孙未解供耕织，也傍桑阴学种瓜”
——小儿常见疾病推拿治疗篇

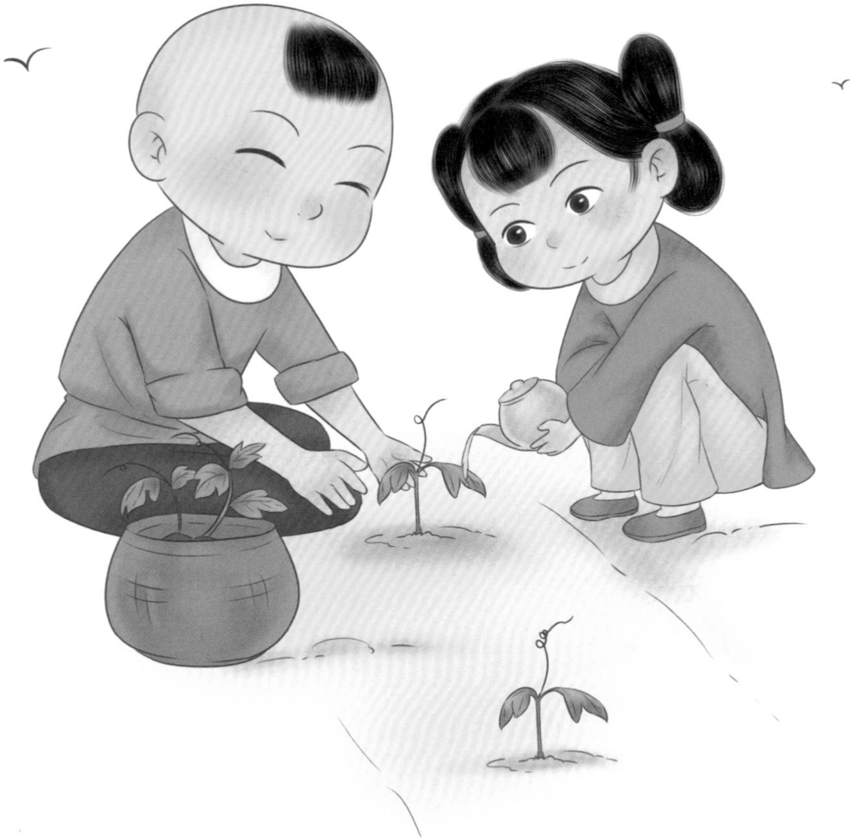

第三篇 小儿常见疾病推拿治疗篇

一 感 冒

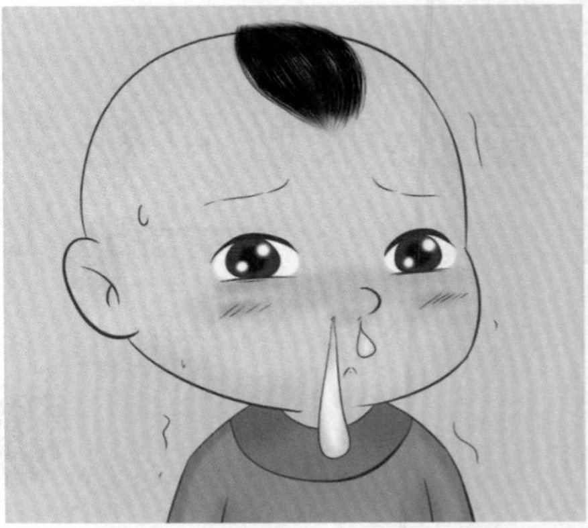

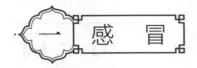

感冒一年四季都会发生，是小儿的常见疾病，尤其以秋冬季多见，多因气候突变，受外邪侵袭，肺气不宣所致。临床主要可分为风寒、风热两大证型，还有气虚、暑湿感冒等。

风寒感冒主以畏寒怕冷为主，伴有发热，头痛，无汗，喷嚏鼻塞，流清涕，咳嗽，痰白而稀，口不渴。

风热感冒主以发热为主，伴有鼻塞，流浊涕或黄涕，头痛，咽痛，口渴，有汗，面赤唇红。

气虚感冒表现为汗多，低热，神弱无力，无明显的其他感冒症状。暑湿感冒表现为周身困乏，头昏脑胀，眼重睁眼难，胸闷无食欲，食之无味，流浊涕，夏日主发。不管哪种证型都可以伴有纳呆呕吐，尤其以暑湿感冒更甚。

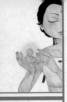

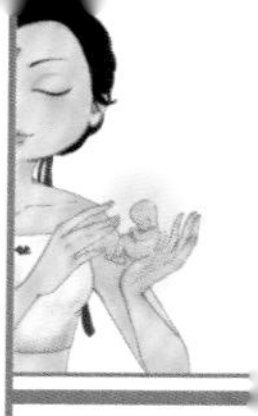

1 · 主　方

平肝清肺 1 分钟 → 掐五指节 2 ～ 3 遍 → 按揉二扇门 5 ～ 6 下 → 手解表穴搓热 → 揉按风池及其手臂手指各关节

2 · 加　减

流清涕加热敷囟门、大椎、肺俞		流黄涕加曲池、内庭
鼻塞加阳池	咳嗽加运八卦 2 分钟	痰盛加清补脾
食欲减退加补脾、大四横纹、足三里		

（注：发热则见下文“小儿发热”篇）

3 · 临证心得

（1）手法有主次：风热感冒则清肝平肺多做，如痰盛者清补脾多做。小儿有呕吐、咳嗽等气机不调症状，宜多做清胃、运八卦、点揉二白及肾关。清胃意在降气顺气，胃气以降为和，顺应胃的本性，就是加强胃的功能恢复，同时也达到调气机的目的。咳嗽有痰则多做小横纹，无痰多做大四横纹。夹惊多做清肝、小天心。夹滞多做清胃、清大肠、大四横纹。寒热往来多做平肝清肺、清天河水。

（2）风寒感冒：阳方 + 热敷大椎、风池、囟门。

风热感冒：阴方 + 二扇门。

中度发热加六腑，高烧者，清天河水换取天河水或加打马过天河，汗不出再配合下捏脊手法，小儿几岁则做几遍。

入脏斟选肺系要穴：清肝平肺、清补脾。如本来即有肺系的慢性病则加肺俞、肾俞。

加经验穴：一般感冒无论风寒、风热都要加掐五指节、手解表穴。鼻塞流清涕加阳池或一窝风。

（3）单药运用：风热用七星茶颗粒；风寒用紫苏煮水代茶饮；痰湿重用甘草贴丰隆穴。

（4）验方服用：①风寒：生姜 6 克、葱白 3 段、铁观音茶叶少许，水煮代茶饮；②风热：菊花、薄荷各 6 克，水煎服；③气虚：荆芥、黄芪各 6 克煮水代茶饮；④暑湿：绿豆 15 克、生姜 3 片、葱白 1 段，水煎服。

二 小儿发热

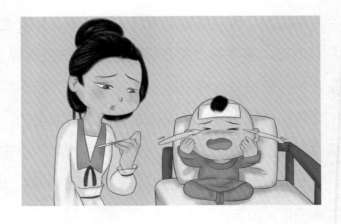

发热是指小儿体温异常升高，是临床最常见的一种症状，一般

分为外感发热、食积发热、阴虚发热、惊恐发热 4 种。

1 · 主 方

清天河水 1 分钟 ➜ 平肝清肺 1 分钟 ➜ 揉大椎、曲池、合谷
注：用绿茶水作手法介质

2 · 加 减

中度发热加六腑	高热加打马过天河	汗不出再加下捏脊手法
食欲不振、便秘、手心足心烫加“便秘和厌食”的手法		

3 · 临证心得

外感发热一般除了发热以外，还伴有感冒的症状，如流涕、打喷嚏、鼻塞等，治疗除退热手法外，记得加上解表穴，否则只有退热没有解表，热退得慢且不会彻底，一般用到手解表穴、曲池、合谷、大椎，最后再下捏脊几遍。

食积发热前，小儿会出现什么症状呢？如果近期小儿吃糯米成分或肉类食品多，可出现手心足心发热、腹胀如鼓、便秘，还有的会伴随积食咳嗽。发热的前两三天小儿会比较烦躁，爱踢被子。处理这类发热，除了消积化食外，需注意的是大便要通，热才能退，且应保持清淡饮食。

阴虚发热一般都是低烧，手足心也会热，心烦，盗汗，颧红，大多出现在午后。治疗就需要以滋阴为主。用清补脾、二马、推天河水各 1 分钟，再推涌泉引热下行。

惊恐发热多是因受跌摔仆、恐吓后出现发热，伴有面色发青，枕后热，耳郭冷，惊悸哭闹不安，睡不踏实，在睡梦中会有手足掣动的症状。有时会和感冒发热混淆，由于惊恐后的小儿免疫力也会下降，此时睡不安稳，易踢被，感冒夹惊就是常有的事了。所以感冒的治疗过程中，如果小儿有夹惊的症状，除了解表治疗外，惊恐也要同步处理，否则这样的发热不容易退下来，有时还会夹有惊恐腹泻。那么治疗就都要考虑进去，才能一招治敌。而单纯的惊恐发热就简单多了，只需要把退热的小儿推拿手法加上镇惊安神的手法，再配合脏腑经络穴——胆穴、太冲、足临泣即可。

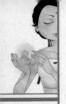

快速退热中最重要的一环就是足够时间的物理降温。很多人都用过物理降温，可能有的人觉得效果一般。其实物理降温大多数人是没有做到位的。首先是水温，水温不宜太热太烫，保持中等温度就好，易挥发带走热量。然后是擦拭的部位，不能只是走过场似的擦过去，我们要明白擦拭的部位都是淋巴结汇集的地方，而淋巴是抗病系统，淋巴系统调动起来抗病是很重要的，且这些部位多是皱褶的地方，带走热量也是最快的。我们再强调一下物理降温的部位：颈部、耳后、锁骨、腋窝、肘窝、腹股沟、腘窝，擦拭部位面积大应多擦拭几下，如臀部。除了物理降温，有时我们为了快速降温会配合放血疗法，如最常用的耳尖、大椎放血。如是胃火炽盛引起的咽部扁桃体发炎化脓，可以用耳尖、内庭放血；如是肺热引起的，则用耳尖、少商或尺泽放血；如是食积发热，则用四缝、商阳放血；惊恐发热则用耳尖、胆穴放血。

4·脐　疗

（1）雄鸡血 10 滴，生石膏 5 克，共捣成泥状，敷于脐部，防水脐贴固定，一般 1 个小时后见效。

（2）地龙数十条，洗净泥土，放入干净碗内，上撒白糖，顷刻间地龙渗出液体，即可加入面粉适量，捣糊状，敷于脐部，防水脐贴固定。

（3）未挥发的藿香正气水，蘸棉球后固定于神阙穴上，4 个小时换一次。

三　腹　泻

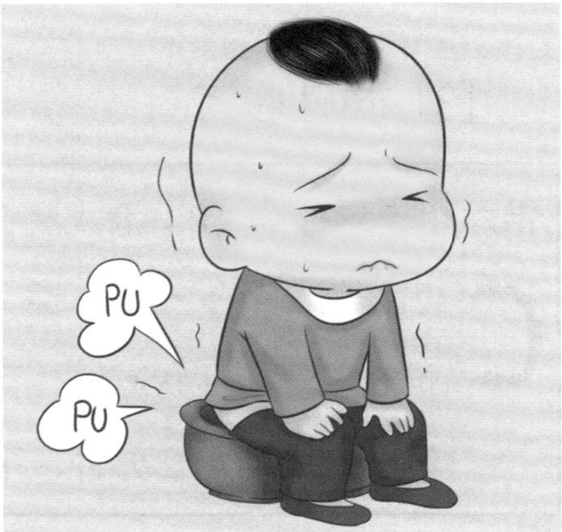

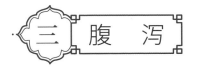

小儿腹泻分为生理性和病理性两种。生理性的腹泻在脾胃发育完善后慢慢恢复，通过推拿可以加速恢复和完善，不可过度用药治疗，尤其是在未鉴别腹泻性质的情况下直接输液消炎是不可取的。中医认为脾为小儿之本，本来就常不足，若饮食失节，起居不时，则脾胃受伤，则水反为湿，谷反为滞，精华之气，不能输化，乃致秽污下降，而泻利作矣。

1 · 主 方

[1] 脾虚腹泻

揉外劳宫1分钟 → 清补脾、补大肠1分钟 → 平肝半分钟 → 运土入水2分钟 → 热敷并逆时针点揉神阙穴2～3分钟 → 逆揉摩腹3分钟

[2] 伤食腹泻

运八卦1分钟 → 清胃2分钟 → 推天河水2分钟 → 揉板门1分钟 → 按揉足三里1分钟 → 伤食邪秽糟粕排完后，再加利小肠手法1分钟

[3] 热性腹泻

推六腑1分钟 → 清大肠2分钟 → 清脾1分钟 → 清胃1分钟 → 下推七节骨1～2分钟 → 推2次后如症状减轻，可改用运八卦1分钟、清胃2分钟、推天河水2分钟、平肝半分钟

2 · 临证心得

记得曾经有一个八个多月大的宝宝，一天大便少的时候五六次，多的时候达十次。宝妈非常烦恼，也很心疼，宝宝红屁股很厉害，哭闹不止。来时为其检查后，确定是脾虚腹泻，腹泻日久，必然导致阳虚。其为虚寒证，故制定了阳方，加脾系手法，并要求每日上午 9 ～ 11 点摩腹，热熨神阙穴。三日后大便基本一天三次了，而后又治疗了几次。由于没有时间来门诊，嘱在家按时摩腹，热熨神阙穴。半月后回访，说已完全好了，而且体检各方面指标也达标了。

有一种比较容易被家长们忽略的腹泻，那就是惊恐泻。惊恐与胆相连，胆主青色，小儿多会出现大便稀绿且黏，印堂、山根、口鼻周发青。一般哭闹后腹泻，同时伴有夜啼。治疗也可以用胆穴，同时注意补肾，惊恐伤肾，肾为先天之本，主小儿生长发育，一定要考虑周全。

腹泻最要辨别的就是粪便性状，结合临床表现才能分辨寒热、虚实。下面就来讲一下这方面的内容。

凡暴泻者多实，久泻者多虚，迁延难愈者多虚中夹实；腹胀痛者多实，腹胀喜按者多虚；粪便黄褐而臭者多属热，便稀如水、粪色淡黄、臭味不甚者多寒。

如能仔细读懂《幼幼集成》里这段文字，腹泻寒热虚实如何分辨则可以基本掌握："凡暴注下迫属火，水液澄清属寒；老黄色属心脾肺实热，宜清解；淡黄色属虚热，宜调补；青色属寒，宜温；白色属脾虚，宜补；酱色属湿气，宜燥湿；馊酸气属伤食，宜消。"

小儿推拿手法中，腹部疾患一般会加板门、足三里，或是上推七节骨、揉龟尾等。

3 · 脐疗与内服

脐疗：以丁香、肉桂等量，研为末，每次取肚脐大小的粉量，用藿香正气水调成糊状，贴神阙或关元，每日一次，连用 3 日为一个疗程。

内服：可用五味子打粉，一次服用小儿小手指甲盖的量，一天早晚各一次。

四 便 秘

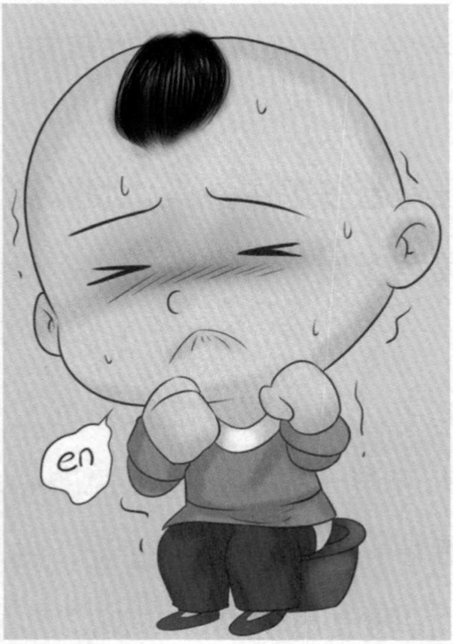

“小儿便不通者，脏腑有热，乘于大肠故也”。大肠的功能好坏直接影响大便的性状，一般一周岁以后一天一次大便是较正常的。如果两天一次，或三四天一次，甚至一周一次，就是便秘了。便秘也分为几种情况，多见的是内热便秘，还有气虚便秘。另外，现在越来越多小儿因为排便习惯未养成而导致便秘，这一般和带养方式有关。

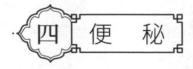

1 · 主 方

清补脾 1 分钟 → 清大肠 2 分钟 → 运水入土 1 分钟 → 平肝清肺半分钟 → 揉神阙（肚脐）2～3 分钟 → 下推七节骨 1 分钟

2 · 加 减

腹胀加推大四横纹 1 分钟。长期便秘的小儿应安排每日排便时间在清晨，并要求早上七点起床后先喝温水或莱菔子水

3 · 临证心得

吴某，女，3 岁。主诉为感冒后出现便秘，四五天才大便一次，且便质干燥如羊屎，坚硬，有时会引起肛门出血，因此患儿惧怕排便。吃了各种粗粮、水果、凉茶都无效，只能用开塞露解决，患儿的脾气变得很烦躁，容易急，常哭闹。

感冒后便秘，并出现烦躁、易急的症状，应与肺气宣降有关。肺喜润勿燥，主收敛，肺与大肠相表里，肺气不宣，大肠不通。病位虽在大肠，但病机却在脾和肝。所以在调理时，就不能只是单纯地调大肠，气机的调理反而是我在这个便秘案例的治疗中最为重视的。我以便秘的常规小儿推拿手法，着重多做肝、脾的手法，配合

大黄贴支沟，并于每日早晨先饮温开水一杯，再服用莱菔子粉一指甲盖量，然后立即如厕，养成排便习惯，且家长不能逼迫、打骂。

第二天家长反馈，患儿虽未排便，但排气较多，睡眠更好了。说明患儿脾胃运化的功能有所恢复，心肾相交，自然排气较多，睡眠加深。第三天反馈，患儿早上起来排便了，便质先硬后软。这代表运化功能增强，肺气宣降，六腑通畅。共为患儿调理七次，使其便秘好了，患儿的脾气也柔和起来。

一般腹部疾患我喜欢加板门、足三里。如果明显有气机不调的症状，如叹气、嗳气、腹胀如鼓，都会加太冲、合谷、章门。最常用的中药饮片贴敷就是大黄贴支沟，可以先点揉，再贴。气虚便秘的话则用黄芪泡软后贴于气海。

4·脐　疗

脐疗：木香 6 克、鸡内金 3 克、陈皮 3 克，研细末，用蜂蜜调膏状，贴于肚脐，用于腹胀如鼓的小儿，一般 1～2 次见效或痊愈。

五　厌　食

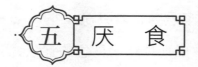

厌食是小儿常见的脾胃病，以长期食欲不振、厌恶进食为特点。主要原因是由脾胃虚弱、先天不足、喂养不当、饮食失节而致脾胃运化不健引发。长期厌食的小儿，可导致气血生化不足，抗病力减弱，很容易生病，即使带养很小心、仔细还是不能免除小儿的病苦，时间久了，甚至会发展为疳证，也就是西医学常说的营养不良。但是如果小儿是由于疾病或其他原因导致的、暂时性的、仅几天的食欲不佳，不属于厌食，一般病好了，食欲就会恢复。

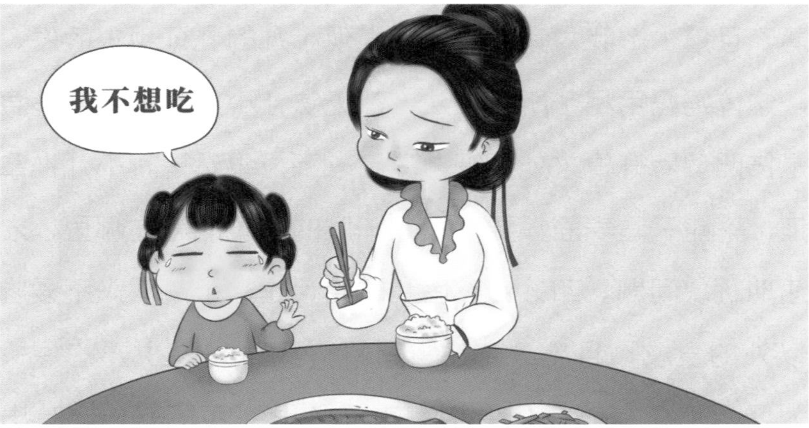

1 · 主　方

推天河水 1 分钟 → 清胃 1 分钟 → 运八卦 1 分钟 → 推大四横纹 2 分钟 → 掐四缝穴（必要时可放血）

2 · 加　减

如脾胃虚，久病则可去清胃，改用清补脾 1 分钟，再捏脊 5 ～ 7 遍。如体虚面色青黄，肌肉消瘦松软，便臭，加二马、补脾、清肝平肺

3 · 临证心得

记得有一个患儿九个月大，但是看着像五六个月大的小儿，询问母亲才得知是辅食添加困难。小儿一直是母乳喂养，但是母乳非常稀薄，且量少。我为其检查后，发现小儿的乳牙也未萌发，近几月来，这位妈妈用尽了所有办法，都无法让小儿吃一点儿辅食。想来都是按照健脾开胃来处理吧，问了一下，果然是。小儿推拿重在于辨证，不能只看表面，要了解深一层的本质问题在哪里，才能真正快速地解决问题。四诊合参后我的结论是，小儿从来不爱吃任何母乳以外的食物，且乳牙未出，所以先天不足是主要的源头，而先天为肾，那么在五行相生相克的链条里到底是哪一环节出了问题呢？

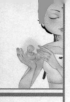

我们需要思考一下，肾水涵养肝木，肝生心火，心火旺则可化为脾土，脾胃旺盛，不但食欲佳，生长发育也旺盛。当然，如果肾水不足，肝血不生，无法化生心火，心火就会不足，小儿就会表现得无精打采、心气不足、反应慢、拖拉等。心火无以化生脾土，脾虚则易腹泻，稍不注意就腹泻，消化吸收能力弱，出现食欲不振。时间长了，再发展下去就会使得脾土无法生化肺金，而导致小儿易感呼吸系统疾病，带养起来实在辛苦。所以，请大家想一下，这个患儿的疾病如果只是在健脾上去下功夫，会收效吗？可能会有一些，但只是暂时的。因此，大家通过上面的学习也了解到，“擒贼先擒王”才能治本。治疗就要以调肾为主，再辅助着健脾养胃，所涉及的肝、心是否要处理呢？要的。但是，需要记住的是，治疗有主次才能疗效加倍。所以肝和心，只需要用平方里的手法调到就行，而肾就需要着重安排。下面我们就讲一下，针对这个小儿，我用了什么具体的治疗方案。

大家刚开始配穴，可以先做常规的厌食推拿手法：推天河水1分钟；清补脾1分钟；运八卦1分钟；推大四横纹2分钟；掐四缝穴。然后，着重补肾，补肾如何补呢？一是直接肾经上补；二是子母补法。当然少不了小儿推拿里本来的补肾手法。那么补肾的方案就出来了：肾关、涌泉是肾经上可以直接补的；肺是肾的“母亲”，那么增强肺的能力就可以通过补肾来做到，因此用灵骨、大白最为合适；最后加上小儿推拿里本来就有的补肾手法，如揉二马、补肾水。方案我们完整地配出来了，下面就是操作的安排。常规厌食的推拿手法和揉二马、补肾水可以一起做，更顺手。脏腑经络点穴因穴感比较明显，小儿会有不适感，放到最后做，这样可以让治疗更顺利。所以肾关、灵骨、大白这三个穴位放到最后做。

细心的人心中可能会起疑惑：涌泉穴不是补肾的吗？为什么不做？是漏了吗？不是漏了。涌泉穴虽是一个很好的补肾穴，但是直接刺激很多小儿是受不了的。除了基于方案的完善性和疗效的考虑，我们更多的要想到小儿的后期疗程是否能坚持治疗下来，所以做涌泉有其他更好的方法。我们用盐炒热熨涌泉，咸性入肾，热为阳为补，涌泉直达入肾，这样可以有效地达到补益的目的。我在以往的催乳课里也提到过，主脏的治疗方案已是非常对证且完美，如果还能在肾经的时辰来进行补益，疗效就会事半功倍。可是，子午流注的时间不是我们医者刚好都可以操作得到的，或者说不能每次都刚好安排在那个时间。那么，就可以灵活一些，把涌泉的热熨交给家属来做。这样不仅可以加强我们的手法疗效，还可以增进医患家属的互动，变被动治疗为主动治疗。被动治疗是最要不得的，我们常常有这种思想：生病了，就把病交给医生。自己就等着疗效，不良的习惯每日照旧，病因不规避，注意事项不放在心上，结果导致疾病反复不易好。

4 · 中药穴位贴敷

取焦神曲一块，切厚片，放入开水中快速捞出，蘸湿备用。顺时针点揉足三里 1 分钟，再将神曲贴于足三里上，用无纺布贴敷固定即可。

5 · 脐　疗

（1）用焦山楂、炒神曲、炒麦芽各 10 克，炒鸡内金、炒莱菔子、生栀子各 5 克，共研细末，每日取肚脐大小，用温水调成膏状，敷于脐部，一天一次，5 次一个疗程。

（2）取枳实、白术、砂仁各等份，共研细末，备用。将上药用茶水调成丸填塞肚脐，防水脐贴封，敷药时辰为寅时 3～5 时，连敷 3 日，如起泡则不用，一般 1 次见效，必要时连敷 2 次。

6 · 食　疗

鸡内金 9 克、焦山楂 60 克，共研细末，每次服 1.5 克，每日 2 次。

食欲不佳用陈皮、鸡内金。

服用方法：以上轻则煮水代茶饮，重则打粉服。每次取小儿小指指甲盖的量，一天一次。

六　咳　嗽

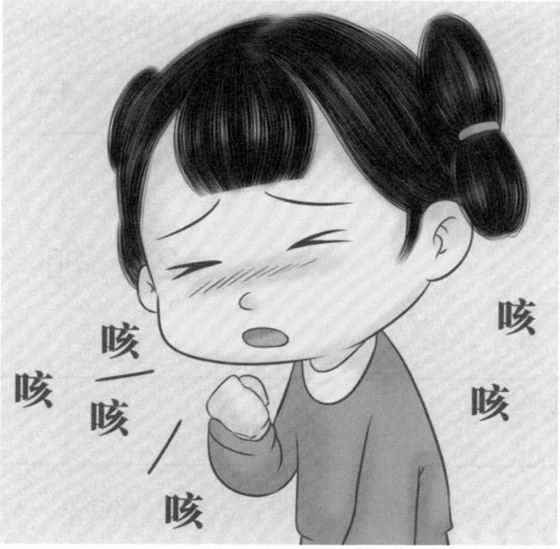

小儿因咳嗽就诊的病例是越来越多，且不再像以前那么单纯、那么简单了，在辨证上就需要格外用心和注意。比如，小儿咳嗽大多是呼吸道感染引起的，一般感冒好了，咳嗽也就好了。但是，现在感冒好了，咳嗽不好的小儿开始多起来了，为什么呢？我们都知道咳嗽是人体的一种很自然的保护排病性反射症状，是人体自我修复系统启动排邪战斗的方式，那咳嗽迁延不愈是否和过早止咳有关呢？家长们害怕小儿咳嗽，以为咳止了，就是治愈了。其实不然，止咳就是“闭门留寇”，把肺部的病邪留在了体内。咳嗽的延长就是病邪排不出，免疫修复系统就不退兵的状态。所以，我们要做的是什么呢？我们要帮助机体把“敌人”赶出体外，这才能真正地解决咳嗽问题。这也是排除因治疗不当导致咳嗽加重、小儿变证后，推拿后咳嗽会明显增多的原因。只要正确地治疗咳嗽，咳嗽明显多起来就是一种排邪反应，可以理解为帮助促进机体快速彻底地将病邪赶出体外，就可以使机体恢复正常。

1·主　方

推天河水 1 分钟 → 清胃 2 分钟 → 运八卦半分钟 → 平肝清肺 1 分钟 → 揉鱼际、翳风、咽穴 1 分钟

2·加　减

有痰：加小横纹	无痰：加推大四横纹
咳加喘：去清胃，加小横纹、灵骨、大白，并多揉翳风	
咳已好，留痰在喉：加补脾，补脾经、肺俞、灵骨、大白	

3 · 临证心得

长时间咳嗽不愈，让人非常烦恼和担忧，但关心则乱，病急乱投医是不可取的。小儿的咳嗽除了感冒引起的，还有其他几种常见的情况。比如咳嗽持续＞4周，常在夜间和（或）清晨发作，运动、遇冷空气后咳嗽加重，临床上无感染征象，而且经过较长时间抗生素治疗无效，有过敏性疾病史，包括药物过敏史、过敏性疾病家族史，就要高度怀疑是咳嗽变异性哮喘，也就是我们常说的过敏性变异性咳嗽，是哮喘的另一种特殊的轻症表现。那么，此种类型咳嗽的治疗就要以抗过敏、提高免疫力为主。

如果小儿本身患有鼻炎，不管是过敏性或非过敏性的，或是患有鼻窦炎、慢性咽炎、慢性扁桃体炎、鼻息肉、腺样体肥大等上呼吸道疾病也可引起慢性咳嗽，我们临床中把它称为鼻后滴漏（流）综合征，意即鼻腔分泌物通过鼻后孔向咽部倒流引起的咳嗽。小儿主要表现为慢性咳嗽伴或不伴咳痰，咳嗽以清晨或体位改变时为甚，常伴有鼻塞、流涕、咽干并有异物感、反复清咽、有咽后壁黏液附着感，少数患儿诉有头痛、头晕、低热等。检查鼻窦区可有压痛，鼻窦开口处可有黄白色分泌物流出，咽后壁滤泡明显增生，呈鹅卵石样，有时可见咽后壁黏液样物附着。那么，这样的咳嗽治疗重点就是鼻部的疾病，如果只是止咳，解决不了根本的问题。

其他的比较少见的咳嗽，如胃食管反流，在婴幼儿期是一种生理现象。一般1～4个月的小儿达高峰，1岁时多自然缓解。主要表现为阵发性咳嗽，有时剧咳，多发生于夜间，大多出现在饮食后，喂养困难。我做小儿推拿治疗这么多年，心因性咳嗽也是碰到过几例，一般年长儿多见，日间咳嗽为主，专注于某件事情或夜间休息时咳嗽消失，常伴有焦虑症状，检查不伴有器质性疾病。多是通过心理疏导加气机的调理达到快速的治疗效果。

不管是哪一种慢性咳嗽，我在临床中除了辨证使用小儿推拿以外，常常喜欢加上一些脏腑经络的配穴，用得最多的就是灵骨、大白和鱼际了。灵骨、大白是补肺气的要穴，咳嗽日久的小儿必是伤正气的，肺气耗损后，脾要通过不停的化生来补足肺气，这就拖累了脾，自然也就出现脾虚不欲饮食的症状。因此，这种类型的咳嗽在小儿推拿时，补脾会成为重点，时间和速率上也会更讲究。除此以外，我会配合使用补肺气的灵骨、大白，来补足肺的耗损，并护住脾气不被伤害，考虑了未病的预防和已病的治疗。鱼际是肺经的荥穴，不仅治疗肺热、悲恐之乳痈有特效，运用到咳嗽、哮喘的治疗，效果也是相当明显的，尤其是咳喘的小儿，可迅速解除其支气管痉挛。对鱼际或点揉，或放血两滴都是根据病情而定的。

咳嗽的治疗中，对小儿气机的调理是非常重要的。尤其喜欢生气、急脾气、内向的小儿，更要作为重点来治疗。通过脏腑点穴可以有效地调理人体的气机。临床中针对小儿疾病的调理和治疗，我还会比较喜欢使用一些药食同补的单味中药饮片来贴敷相应累及的脏腑经络穴位，从而达到小儿推拿疗效的快速提高，使其病程缩短，减少痛苦的时间。

肺属金，主气；肝属木，主疏泄，金克木，二者属相克关系。我们都知道肝主升，肺主降，人体气机升降有度，气血调畅全依赖肝肺的升降功能。小儿“肝常有余，肺常不足”，肺金的肃降，有制约肝气、肝火上升的作用，如肝肺的气机升降失常，肺金不能克制肝木升动之气，导致肝气升发太过，肝气郁结，气郁就会化火，循经侵犯到肺，就是我们说的“木火刑金”的反克病理现象，则出现咳逆等肝火犯肺的症状。因此，小儿的咳嗽从调理肝的气机下手是对的。同时，肝病必犯脾，调理脾胃在治疗咳嗽过程中也是关键。

咳嗽久且严重宜加背部结点的揉筋和调整胸段的微关节。气机不调可服用青皮、莱菔子。

有一段时间咳嗽的小儿特别多，传染也快。有个 10 岁的女孩感染流感后，咳嗽 20 余天，咳声重，白天轻，入夜加重，常连续咳而不止，手心脚心发热，烦躁难眠。因即将参加考试，家长很担心会影响休息和学习，故来诊。为其做了 3 次治疗就完全康复，顺利完成了考试。治疗方案也和大家分享一下：清天河水 2 分钟、平肝清肺 1 分钟，补脾半分钟；久咳加灵骨、大白各半分钟；双翳风、咽穴各 1 分钟。

如果咳嗽是咽部疾患引起的，那么就要治疗咽部的问题。比如有的是肿大发炎的咽峡或扁桃体刺激引起的反应，可以配合少商或耳尖的放血进行治疗。因积食引起的咳嗽可以做四缝穴点掐或直接挑治。

七 鼻 炎

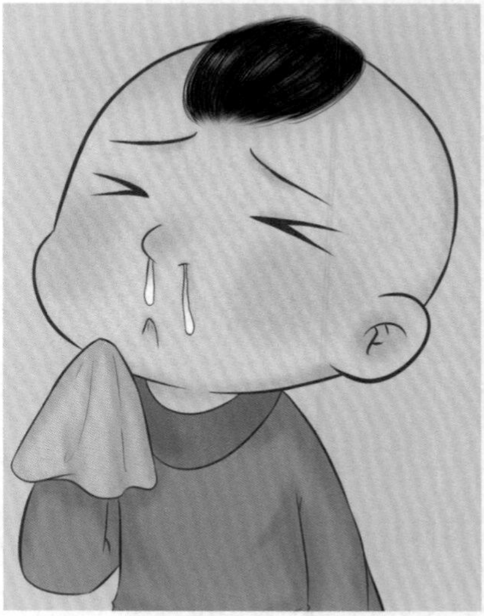

现在患鼻炎的小儿越来越多。家长们都害怕小儿感冒，因为感冒后容易诱发急性鼻炎，进入迁延难愈的状态。鼻炎主要表现为晨起喷嚏、鼻塞、多涕等症状。如长时间拖延未愈，则出现嗅觉下降、头痛、头昏、食欲不振、易疲倦、记忆力减退等症状，甚至发展为慢性鼻窦炎，表现为头沉重感；发展为中耳炎，则影响听力。

1 · 主 方

[1] 寒性鼻炎

平肝 1 分钟 → 清肺 1 分钟 → 揉一窝风 1 分钟 → 揉外劳宫半分钟 → 揉翳风 1 分钟 → 揉枕后 1 分钟 → 如病久，则加灵骨、大白

［2］热性鼻炎

推天河水 1 分钟 → 平肝清肺 2 分钟 → 揉阳池 1 分钟 → 揉翳风 1 分钟 → 揉枕后 1 分钟 → 如鼻涕黄严重，则加推六腑 1 分钟

2 · 临证心得

有一些小儿感冒好了，但是黏脓性鼻涕常倒流入咽腔，出现咳嗽、多痰，十天二十天都不好，以为是感冒没有好，其实已是鼻炎，要按照鼻炎来治疗。小儿推拿治疗鼻炎适用于较小的患儿，因为大一些的患儿，治疗效果一般不尽人意。我会为他们用上脏腑经络穴位，配合热敏灸、三伏贴，效果就会加倍。

脏腑经络穴位这样搭配：年龄小一些的患儿在推拿后加灵骨、大白；年龄大的患儿不直接做推拿，点按或针灸驷马三穴、迎香、行间、合谷、风池，家里配合热敏灸。热敏灸穴位一般是交给家属在晨起时做，穴位选风池、大椎、肺俞、上印堂、翳风。三伏贴在每年的七八月到各大医院进行贴敷即可。

八 自汗与盗汗

自汗和盗汗都是异常的汗出。自汗说的是白天出汗，小儿只要稍微一动就容易大汗淋漓。大部分的自汗都是由于气虚引起的。气的固摄能力不足，就容易大汗淋漓，形成自汗现象。盗汗则是晚上入睡后出汗较多，睡醒后汗自行止住，往往是由于阴虚导致，多伴随心烦、手足心热等症状。

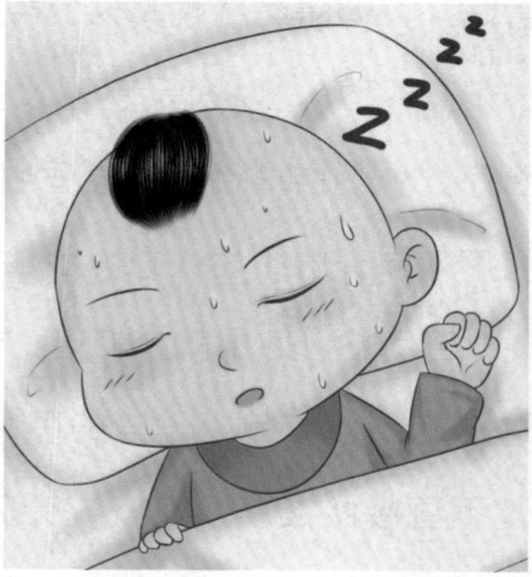

1 · 主 方

[1] 自汗

揉二人上马 2 分钟 → 清补脾 1 分钟 → 运八卦 1 分钟 → 清肺 5 分钟

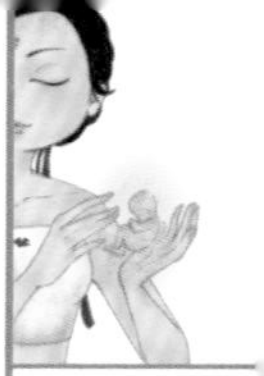

[2] 盗汗

运八卦 1 分钟 → 揉二人上马 1 分钟 → 推天河水 1 分钟 → 平肝 2 分钟

2 · 临证心得

在临床中，我一般用小儿推拿手法加虚汗停颗粒进行治疗，效果佳。碰到多汗还易感冒的小儿，我除了手法推拿，还可以配合玉屏风散或用黄芪贴气海穴。如吃不了中成药，可以用浮小麦 10 克，每日煮水代茶饮。

3 · 脐 疗

用龙骨、牡蛎各 30 克，大麦芽 50 克，共研细末，搅匀。每次以药粉 5 克，撒于脐部，用干棉花压上，再用防水贴固定，12 小时换一次。7 天一个疗程。

九 遗 尿

遗尿就是俗称的尿床，通常指小儿在熟睡时不自主地排尿。小儿遗尿症多是由于肾气、脾气、肺气虚，多因先天不足，而后天没有及时调养造成的。当然，遗尿也有心理因素造成的，这在临床上也不少见。

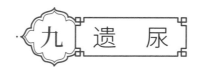

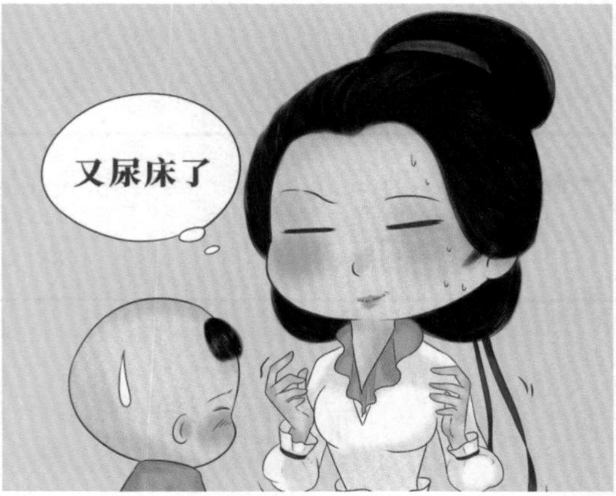

发生遗尿后，家长不可过度打骂、笑话或苛责小儿。我们碰到过这样一个病例，这个幼儿体质还是不错的，到了一周岁多一点，母亲觉得可以拿掉纸尿裤，就开始训练幼儿如厕习惯。一切都很顺利，但是一次幼儿玩得太投入，直接尿在裤子里，当时心情本就不太好的母亲对其打骂后，小儿便开始出现遗尿。这例遗尿不是先天不足，而是由于打骂惊恐后，伤及了肾，肾气虚不能固摄尿液而造成了遗尿。这就是为什么说遗尿的小儿不能打骂。为了治疗，这位母亲开始改变自己和小儿的相处方式，不再是教科书式的带养，而是每日按时来做小儿推拿。同时，我嘱咐其在家中为患儿艾灸关元、中极、肾俞各 10 分钟；在 17 ～ 19 点煮益智仁鸡蛋给患儿吃；再用炒热的盐热敷涌泉穴，结果小儿三日痊愈。

1 · 主　方

揉二马 2 分钟 → 清补脾 1 分钟 → 揉外劳宫 1 分钟

2 · 加　减

如见小便量少色黄、性情急躁、手足心热者，去外劳宫，加平肝半分钟、推天河水 1 分钟

3 · 临证心得

我们一般认为遗尿就一定是晚上才会发生的事，其实不然。我碰到过这样一个小儿，已读小学一年级。因白天一直想小便，有时来不及就直接尿裤子了，学校同学、老师都不喜欢他，结果导致其心理阴影很大，变得不爱说话。但晚上小儿却能一觉到天亮，无需起夜。为其做了检查，发现小儿是湿热过重，和平时的饮食有关，所以小儿的病症大多是带养的问题。那么对他的治疗就不太一样了——清利湿热，才能使膀胱开阖有度。推天河水 1 分钟、清脾 1 分钟、平肝 2 分钟、揉二马半分钟，放血部位我选了行间、少冲，并嘱用黄栀子一枚，煮水代茶饮。结果一次即愈。

4 · 脐　疗

丁香、肉桂、五倍子、补骨脂各 30 克，共研细末。每次取适量用白酒调敷于肚脐，每晚睡前 1 次，效佳。

十 夜 啼

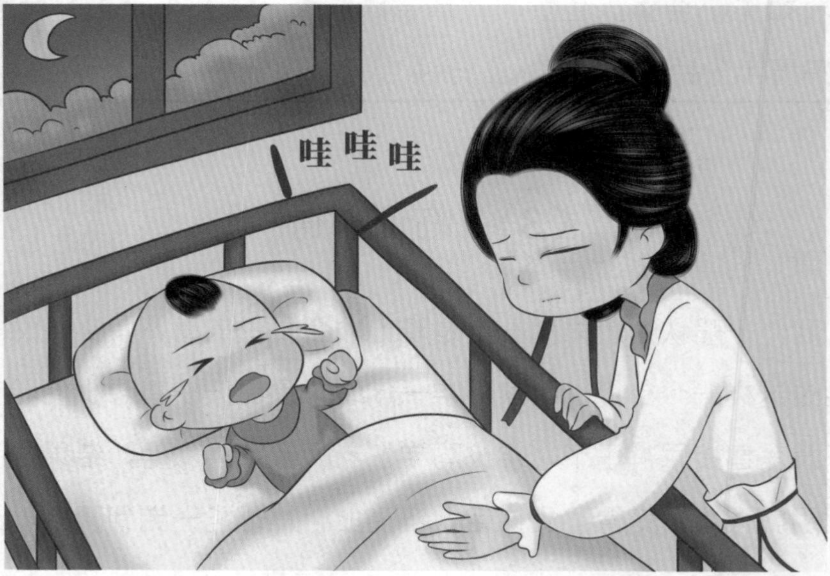

夜啼是指小儿经常在夜间啼哭的一种病症。持续时间数日至数月不定。小儿夜啼多由脾虚寒气滞、心经积热、惊恐伤神、食积胃脘所致。

“夜属阴，阴盛则脾脏之寒愈盛，脾为至阴，喜温而恶寒，寒则腹中作痛，故曲腰而啼。”脾虚寒气滞导致的夜啼，表现因痛而啼，痛解而寐，时哭时止，入夜即开始。

心经积热则为胎热结于心脾，邪热上乘于心而扰乱心神，“心属火，见灯则烦热内生，两阳相搏，故仰身而啼”。“心属火则烦，多夜啼。”此证为受热所致。哭声响亮，面赤唇红，身腹俱暖，大

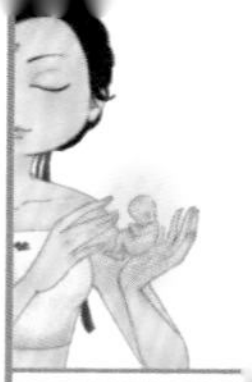

便秘结，小便短赤，舌尖红，苔黄，指纹紫均为心经之热象。

惊恐伤神是小儿偶见异物，暴受惊恐，以致神志不安，心志不宁，神不守舍，心虚胆怯，故面色乍青乍白，指纹色紫，脉数。《育婴家秘 · 夜啼》云：“惊惕者，常在梦中哭而作惊。”

食积胃脘则使小儿阴阳失调，不寐而啼。其饮食不知饥饱，喜爱之食多饮多餐，一不留神便吃多了。《素问 · 逆调论》云：“胃不和则卧不安。”故而到了夜晚，胃脘过饱，自然感到不舒，胀闷不消化，睡眠自然不安而啼哭。

1 · 主　方

平肝 2 分钟 → 推天河水 1 分钟 → 揉外劳宫 2 分钟 → 清补脾半分钟 → 捣小天心 2 分钟

2 · 加　减

如摸着肚子凉， 则热敷神阙穴 5 分钟	如先天不足， 则热敷足底涌泉

3 · 临证心得

陈某，男，6 个月。夜啼近 3 个月，啼哭声洪大，且哭时出现屏气，面色红赤，需家人抱在怀中，不停地走动，才能稍稍睡一会儿，一离开母亲的怀抱，立即啼哭。经过四诊收集，小儿表现为腹胀，便秘，小便色黄，气味重，舌尖红苔黄，此小儿夜啼应为心火上炎，脾胃积热所致。调理方案单用了胆穴点刺出血几滴，加了简单的小儿推拿手法——推天河水 1 分钟，平肝清肺 2 分钟，捣小天心 2 分钟。夜间嘱家属取栀子两三个捣碎敷脚心。第二天反馈，已睡整夜。

如小儿表现出来的是睡不安宁，手脚轻轻扑动而惊，则可内服蝉蜕，服用的量是小儿自己的小指甲盖大小。

4 · 脐　疗

（1）珍珠粉、琥珀各等份，研细末，用蛋清调，捏成三粒花生米大小的半干丸子。于临睡前贴于神阙、膻中、劳宫穴，用防水贴固定，每晚一次，连用 3 日。用于胆小、受惊吓的小儿夜啼。

（2）陈艾 10 克，炒热揉绒，贴于肚脐。用于脾虚寒、腹痛的小儿。

十一　夜　惊

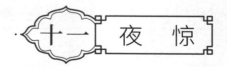

夜惊多因惊吓或护理不当导致，临床以惊叫啼哭不宁、易醒为主证。夜惊症和夜啼不一样的地方就是“惊”字，一般夜惊症有惊吓、惊恐的病史，较小的患儿大多对无知的事物或声音害怕、惊

恐，或摔倒、入浴惊吓；较大的患儿大多是家教严厉、血腥恐怖视频等引发。

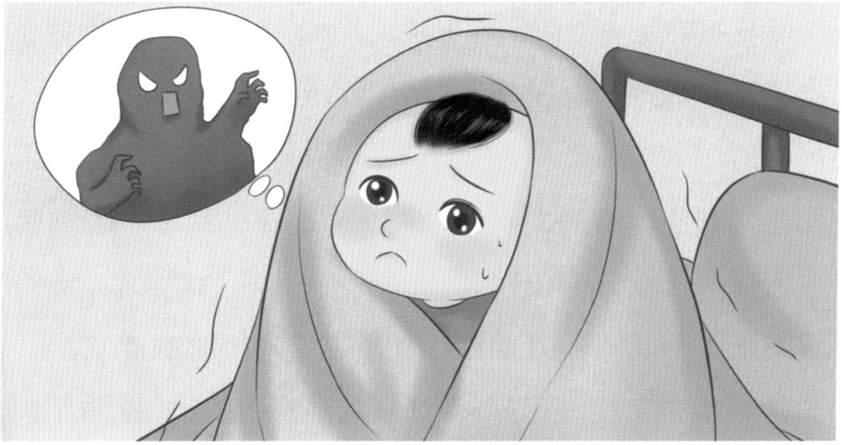

1·主　方

[1] 病程短者

平肝 1 分钟 → 清补脾 1 分钟 → 推天河水 2 分钟 → 运八卦 2 分钟

[2] 病程长者

平肝 1 分钟 → 补脾 1 分钟 → 推天河水 2 分钟 → 运八卦 2 分钟 → 揉二马 1 分半钟

2 · 临证心得

这里我们来看一个病例。男孩，7 岁，主诉为每天丑时 1～3 点必定因噩梦而惊恐呼叫不敢睁眼，直到母亲摇醒才停止。在某医院就诊治疗了两个月，无效。后来经介绍来诊，通过详细问诊，才得知小儿是因为有一次犯错，被严厉批评、打了一顿以后，当天晚上尿床，之后开始出现晚上睡觉不安稳，说梦话。大人们开始都没有太在意，一个星期后小儿出现定时惊醒的症状，后来能用的方法都用过了也没见好转，所以，想试试小儿推拿。考虑小儿较大了，单纯推拿的话，不能快速收效。和家属说明情况后，建议其做放血疗法。遂用放血笔为小儿放了胆穴的血，做了 3 分钟的平肝清肺和小天心。嘱睡前用绿豆压平太冲穴并点揉 1 分钟，次日来诊诉已无起夜。

十二 疝气

疝气的形成和小儿的体质有着很大的关系，多是由于咳嗽、过度啼哭、腹壁薄弱等原因，腹腔产生负压，导致腹腔内气压增大，迫使腹腔内的游离脏器如小肠、盲肠、大网膜、膀胱等通过人体正常的或不正常的薄弱点或缺损、孔隙进入另一部位。

临床上较常见的是腹股沟疝，在腹股沟区可以看到或摸到肿块，平卧后可回复。多系母亲在换尿布时发现，较大的小儿则多于入浴时发现。引起肿块出现的诱因是腹压增加，如哭泣、咳嗽、排便、排尿等。较年长的小孩可令其站立，腹部用力也可诱发肿块在腹股沟区出现，有些则会到达阴囊或阴唇。肿块系由腹腔内的器官脱出到疝气袋所形成，脱出的器官以小肠居多，因此摸起来感觉柔软。其他如大肠、阑尾、大网膜等亦可脱出。除了可以看到或触到肿块之外，有些患儿会有易哭、不安、便秘、食欲不振、吐奶等伴随症状。

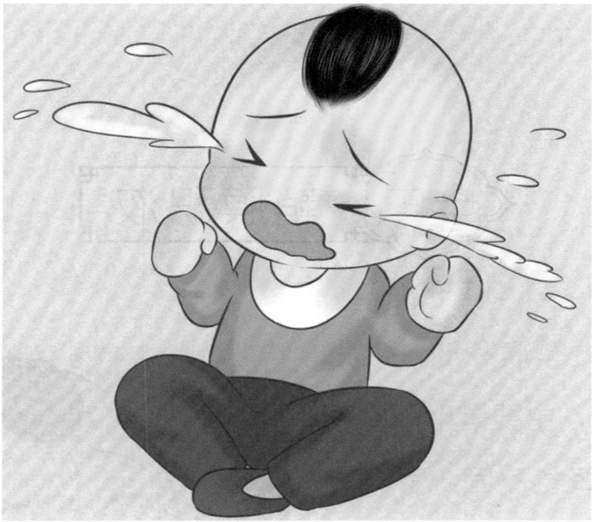

1·主　方

平肝1分钟 → 揉二马2分钟（病程长可加长时间）→ 补脾1分钟 → 揉外劳宫1分钟

2·辅　助

加固定带，减少哭闹

3·脐　疗

白胡椒3克，研末，将药粉分成两份，分别贴于肚脐及两足心，盖上干棉花，以防水贴固定，每周换一次。中间可以隔两天，让皮肤休息一下。

十三 鞘膜积液

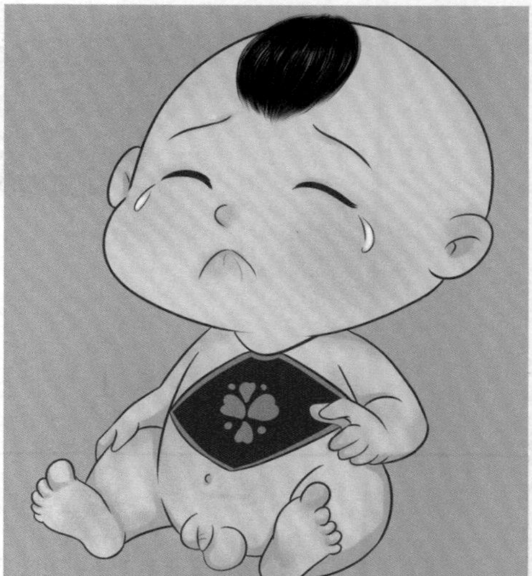

小儿睾丸鞘膜积液，中医称为“水疝”，主要是小儿先天禀赋不足，肾气不固，下元虚冷，水液留滞而潴于阴囊所致。临床多表现为阴囊肿胀、透明，触之有枣形大肿物，压之稍硬，光滑且有波动感，无压痛。初生婴儿发生睾丸鞘膜积液后，医院常不进行治疗，多在两岁前会自行消失。若两岁后仍不消失，则行穿刺抽出鞘膜积液。但我比较主张在等待的这个过程中先进行小儿推拿治疗，鞘膜积液虽然会自行吸收，但是它的发生总是与肾和脾、三焦布水的能力有关。与其等待自行修复完善，不如主动调理，这样不仅小儿的体质可以得到改善，还不会耽误小儿的生长发育。

1 · 主　方

平肝 1 分钟 → 揉二马 2 分钟（病程长可加长时间）→ 补脾 1 分钟 → 清补大肠 1 分钟

2 · 临证心得

记得接诊过一个双侧睾丸鞘膜积液的小儿，从出生一直到来诊时六个月大都未有吸收的迹象。这位母亲是来做催乳治疗的，因小儿的鞘膜积液一直未有好转，导致肝气郁结，气滞少乳。我为其做了太冲、内关、膻中、乳根、少泽等穴的治疗。气机郁结导致的少乳只要疏调气机，乳汁便可分泌有道。先刺激了太冲、内关、膻中、乳根，再用放血疗法点刺少泽出血几滴，共做了五次，达全母乳喂养。但是小儿的问题是这个母亲少乳的根源，我决定帮助她治好患儿的病，但只有一个要求，就是坚持和信任。母亲自然是宁可自己受苦，也不愿小儿受苦的。她每日下午按时来做小儿推拿，并按照嘱咐每日回去后 17 ～ 19 点为小儿做艾灸。一般我让家长带回去做的治疗穴位，要么是好找的，要么是单穴。根据每个家长的可操作性和执行力来选择家庭配合治疗方案，旨在能坚持。因此我只要求她做一个穴位——水道穴，15 分钟一次，7 天一个疗程。当然，有时间的话，还可以加气海、关元、肾关、命门。结果此患儿做了两个疗程的治疗就痊愈了。

3 · 脐 疗

母丁香 40 克、党参 20 克、滑石 10 克，研细末。每次取 3 克放入肚脐中，盖上干棉球，防水贴固定，每隔两日一换，20 天一个疗程，间隔 5 天进行下一个疗程。

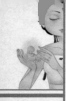

第四篇

“童子柳阴眠正着，一牛吃过柳阴西”
——宝宝常见问题处理集锦

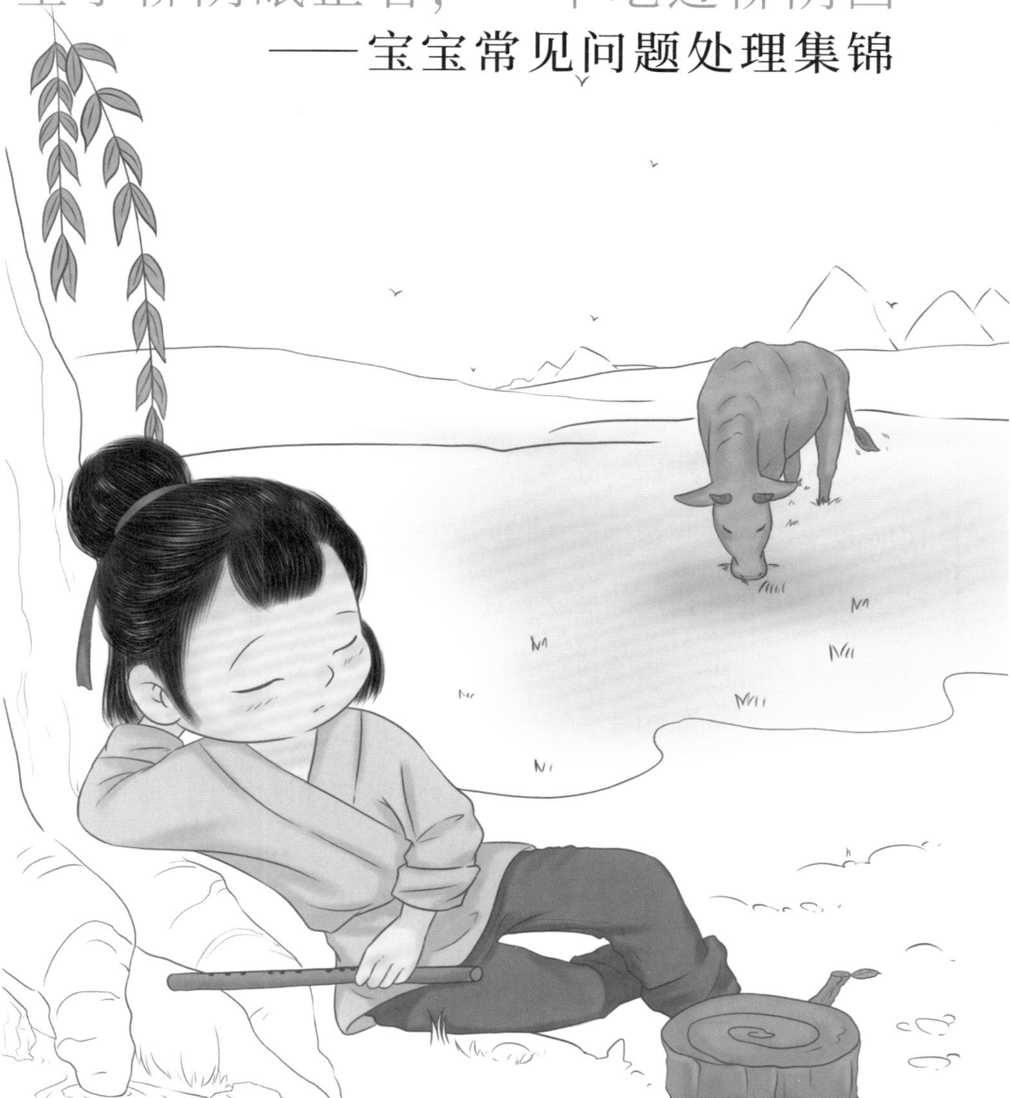

第四篇

宝宝常见问题处理集锦

一 宝宝出现黄疸怎么办？

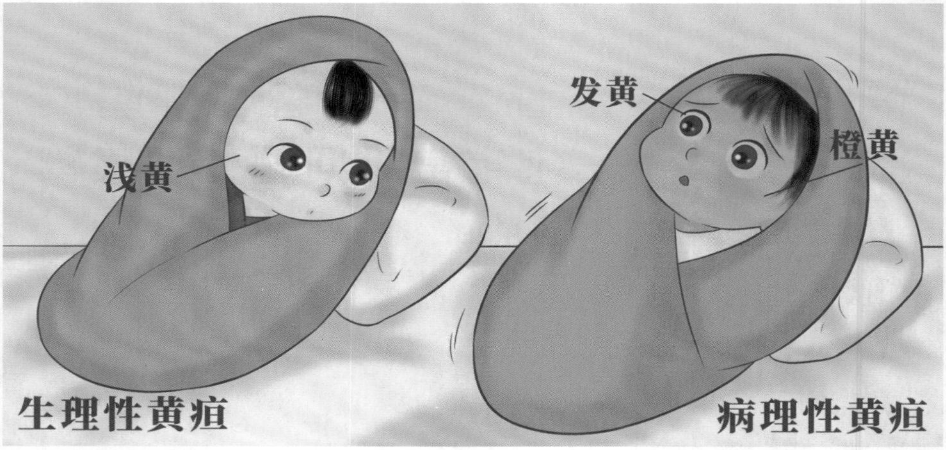

产后2～3天，新生儿大多会出现生理性黄疸，一般程度较轻，精神状态良好，眼神灵动，能吃能睡能玩。但是很多宝妈都会因为医院要求签知情同意书而害怕、担忧，总是各种搜索、查阅相关资料，按着病理性黄疸的症状给宝宝对号入座。尤其是第4～6天达高峰的时候，第一胎的宝妈都会坐不住，焦虑随之而来。其实新生儿黄疸分为生理性和病理性两种，只要能区分它们的不同之处，如果确定是生理性黄疸，就可以安心观察并多晒太阳，服用益生菌，助其自然退黄。

人体的每一寸设计都是精妙无比的，没有多余的无用的功能，每一个生理反应都有其存在和出现的意义。顺应人体自然规律，才能常保健康无忧。胎儿期宝宝的血液供应来自母体，这时候是授以“鱼”的过程，当宝宝出生后离开母体的供应，开始了授以“渔”的调整过程。新生儿将母体给的“鱼”代谢摒弃掉，开始学习如何独立生血，而脾和肝的发育还未完善，五脏六腑在迅速适应、调整、成长中，这时人体中堆积了太多的代谢产物“胆红素”。肝首当其冲地学习着如何代谢掉这些产物。因此我认为生理性黄疸是新生儿很有必要经历的过程。

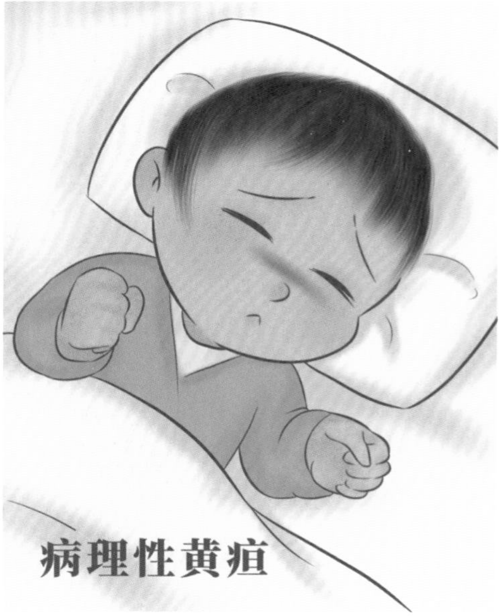

一般生理性黄疸于出生后24小时出现，足月儿生后2周自行消退，早产儿消退时间相对较晚，可延迟到生后3～4周。在此期间小儿一切情况良好。但是如果黄疸出现得过早，在24小时以内出现，超过生理性黄疸的范围，黄疸遍及全身，严重者手心、足心也可见黄疸，精神状态不好，眼神呆滞，嗜睡不哭，或大哭不止，持续时间过长或黄疸消退后又复出现都属于病理性黄疸。引起病理性黄疸的常见病因有溶血、感染、窒息缺氧、新生儿肝炎、红细胞增多症、头颅血肿、甲状腺功能低下等，此种黄疸应及时到医院诊治。

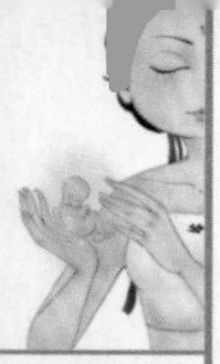

二 新生宝宝出现体重减轻怎么办？

在子宫内发育37～42周出生的新生儿我们称为足月儿，一般足月分娩的新生儿平均体重为3000克至3500克，最低不少于2500克。如低于2500克的为低出生体重儿，超过4000克则为巨大儿。

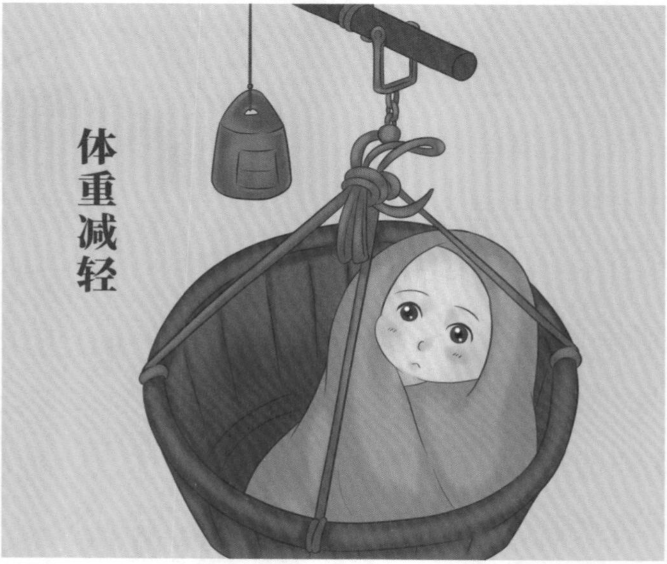

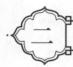

初为人母的宝妈，对刚出生的婴儿都是爱护有加，拿着教科书对照着宝宝，一点一点地学习着如何带养照顾这个新生命。常常会有宝妈给宝宝每日上秤，观察体重变化及小便大便情况。通常，新生宝宝在一周内往往有体重减轻的现象，父母们就开始了焦虑之旅，殊不知这是属于正常的生理现象。

因为宝宝出生后不能立即进食，或因吸吮能力弱，进食量少，再加上胎粪排出，尿液、汗液的分泌，以及由呼吸和皮肤毛孔排出的肉眼看不到的水分，这些都会造成暂时性的体重下降。一般第 3 ～ 4 天体重的减轻可累积达出生时体重的 6% ～ 9%，我们称为“生理性体重下降”。那什么时候能恢复呢？一般于生后 7 ～ 10 天又恢复到出生时的体重。随着小儿吃奶量逐渐增多，机体对外界的适应性逐步调整，体重会逐渐增加。如果 10 天后仍未恢复到出生时体重，就需要寻找原因了：是否因哺乳量不够充足？牛奶冲调浓度不符合标准？或有无疾病等。正常情况下，小儿出生后前半年每月平均增长 600 ～ 900 克，后半年每月平均增长 300 ～ 500 克。4 ～ 5 个月时体重增至出生时的 2 倍，约 6000 克。一周岁时增至 3 倍，约 9000 克。如发现小孩生长缓慢，应及时去医院检查治疗。

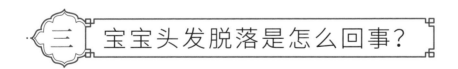

三 宝宝头发脱落是怎么回事？

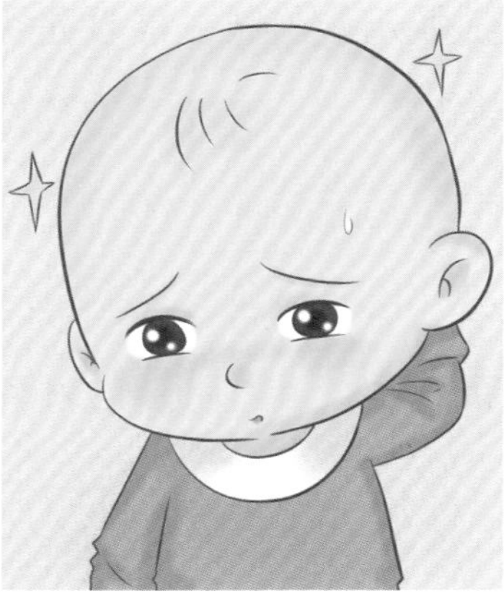

新生儿出生后 3 个月左右，开始出现生理性的由前往后的换发过程，因为家族遗传、体质的不同，换发速度也不同。大多数宝宝的这种换发现象是循序渐进的，会在不知不觉中完成。可是有的宝宝可能前面掉得很快，后面长得很慢，看上去宝宝好像是秃顶了，于是家

长就开始给宝宝补充各种维生素，还焦虑不安，其实这只是生理性落发。头发的新陈代谢在宝宝 1 岁半左右时速度会慢慢趋于缓和并稳定下来。因此，新生儿头发脱落是生理性的，不必过度担心。

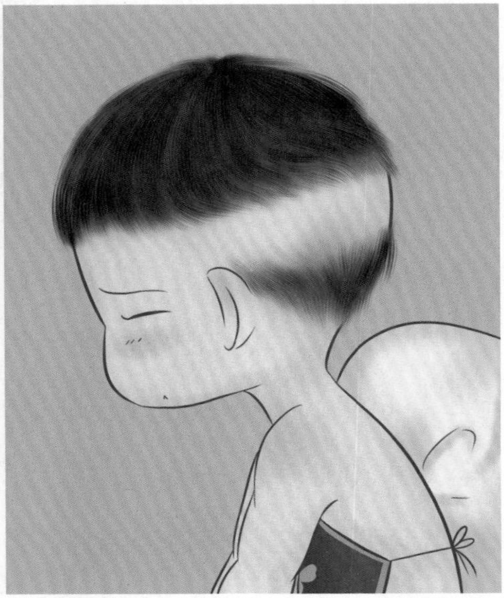

如宝宝出现掉发的现象在枕部一圈，形成环状光秃，宝宝睡觉时双手双脚容易惊扑颤动，头不停地左右乱蹭，不能安稳入眠，汗多，头发枯黄稀少，则不是生理性脱发，而是枕秃。引起枕秃的原因很多，可能是宝妈孕期营养摄入不够，也可能是维生素 D 缺乏性佝偻病的早期表现。不过大部分的枕秃是因为生理性多汗，头部与枕头经常摩擦而形成的。

因此，宝妈应及时为宝宝更换干爽的枕头。宝宝的衣服和包被注意随气温变化而增减，不可太多太厚。同时还应定期体检，检查微量元素、维生素 D 是否缺乏，遵照医嘱，有的放矢地补充微量元素和钙，千万不要盲目自行补钙。服用维生素 AD 滴剂的宝宝，应定时晒太阳，才能真正地补到钙。一般 6 个月后，宝宝学会自主翻身、抬头，甚至会坐起来时，头枕部与床面、枕头摩擦开始减少，新头发就会重新长出来了。

四 宝宝生理性贫血应该怎么办？

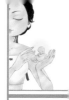

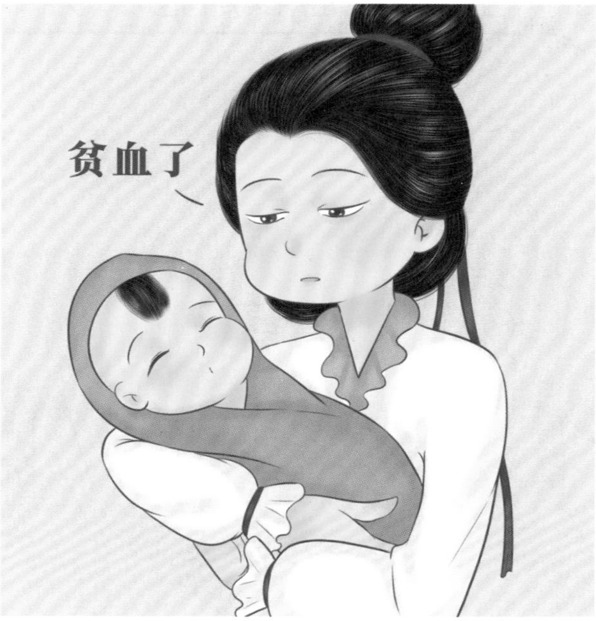

出生后的婴儿由于体内红细胞破坏增多、血红蛋白减低会引起一过性的贫血现象，这是每个婴儿生长发育过程中必然出现的一种正常生理现象，因此我们称为宝宝生理性贫血。只需加强宝妈的营养，尽量母乳喂养就可以了。

还有就是 4 ～ 6 个月宝宝体检的时候，很多宝妈都会被告知宝宝贫血了，需要注意补充营养。宝妈宝爸们都会着急起来，甚至盲目给宝宝吃药。其实这个时期的贫血是宝宝生长发育过程中出现的正常生理现象，一般无须药物治疗，只需注意食补。在喂养宝宝的辅食中开始添加富含造血功能的营养物质，如富含维生素 E 和叶酸及含铁质的食物，这样才有益于机体造血功能的恢复。

五 宝宝老是腹泻怎么办？

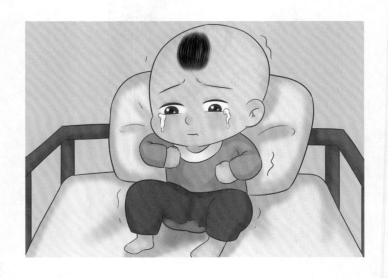

婴幼儿时期的腹泻是最常见的消化道病症之一，宝妈们需要区分其是生理性还是病理性腹泻。腹泻大多发生在 2 岁以下的小儿，尤其 8 个月以内的婴幼儿更为常见，如表现为腹泻、呕吐，伴有食欲不振、腹痛、发热等，则为病理性腹泻。而生理性腹泻的小儿外观多虚胖，常有湿疹，生后不久即腹泻，大便次数增多且稀，但食欲好，无呕吐及其他症状，生长发育不受影响，到添加辅食后，有的小儿大便逐渐恢复正常。这是因为婴幼儿的消化系统尚未发育成熟，对母乳或代乳品中的乳糖不耐受，或不适应新添加的辅食质和量的变化，就会引起调整性的腹泻症状，不属病态，无须用药。这时，如果盲目服用抗生素或输液治疗，反而容易导致肠道菌群失调，消化吸收功能紊乱而真的变成病理性腹泻。

六 宝宝生理性厌奶怎么办？

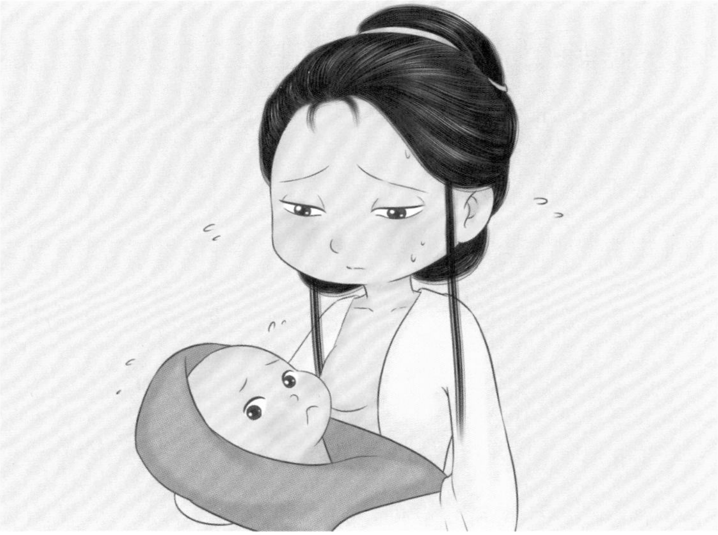

新生儿从呱呱落地的那一刻起，第一次触碰到乳头，吸吮到第一口乳汁，饿了就哭，饱了就睡，体重快速增长，一天一个样儿地成长着、变化着。在刚出生的前两三个月里，妈妈们都骄傲着、自豪着，充满成就感。

有一天，发现宝宝不再一鼓作气地吃奶，而是吃吃停停，有时还唧唧咕咕发出声音。更有一些好奇宝宝，只要周围有一点儿声响，有人说话或有人走动，就立刻停止吸奶，甚至放开乳头，四处张望。如果宝妈强行把宝宝头挽回来，乳头硬塞到他嘴里，那么宝宝哭是小事，宝妈被拽、被咬那更是常有的事了。显然这个时期对宝宝来说，乳汁已经不是他的全部，有比吃奶更有趣的事引起他的注意了。这时，妈妈们的烦恼来了，各种焦虑担心。其实，我要恭喜你们，宝宝长大了，不仅是体重、身高上的长大，他们的智力、情商、性格都开始在萌芽发育中，这些变化正是宝宝成长的表现，我们把这个时期称为“生理性厌奶期”。

生理性厌奶期的特点是小儿发育正常，活力很好，眼神灵利，只是吃奶量暂时减少，通常一个月左右就会自然恢复食欲。这个阶段的宝宝虽然吃得少，大多仍能维持应该有的成长需求。宝妈宝爸们应顺应自然，给予他们更多的呵护和耐心，帮助其渡过这个生理时期，就会收获到更多的惊喜。宝宝成长过程中，良好的性格形成，高情商的培养，关键时期在三岁以内，这个大家都知道。但是最核心的时期其实是宝妈和宝宝最亲密接触的哺乳期。在宝宝成长的每一个时期，都会发生变化，我们也要顺应并跟随着宝宝的变化，正确对待宝宝的成长变化，相应调整带养的方法。如果宝妈因为着急而焦虑，甚至发怒，逼迫宝宝，不但不能缩短厌奶期，反而会影响宝宝情商、性格发展，进一步导致后期添加辅食困难。

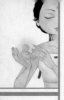

但是如果宝宝表现的厌奶厌食症状突出，时间较长，精神状态不佳，生长发育迟缓，则必须由医师评估诊断是否为病理性厌奶或

厌食，并积极治疗与补充营养。

我们应如何帮助宝宝顺利渡过生理性厌奶期呢？

（1）营造理想的进食环境：这个时期的宝宝大脑发育开始加快步伐，对母乳以外的其他事物产生了特别的好奇心，胆小一些的宝宝还会感到害怕、不安。为宝宝营造一个最适当的进食环境是很必要的，如哺乳时不要大声漫天地聊天，不要激烈地争吵，更不可打骂、哭闹着哺乳。另外，选择一个相对安静的地方，远离各种嘈杂噪音多的场所。利用哺乳时间，让宝妈、宝爸和宝宝单独相处，让宝宝感受到娴静、温馨、幸福的氛围，专心享受美味的乳汁。

（2）父母保持轻松愉快的心情：妈妈过度的紧张、郁闷、害怕、焦虑、生气、暴怒等情绪，父母之间不融洽的关系都会被宝宝感受到，进而影响其食欲。

（3）适时给予宝宝关爱与鼓励：宝宝虽然很小，但他们是情绪和气氛的“感受王”，他们暂时读不懂语言，但是读得懂语气、情绪和肢体语言，和宝宝像“大人”一样正常交流，并多互动、鼓励，尤其是肌肤抚触与拥抱。这可以让宝宝成长得更快，而且有好的进食心情。

（4）千万不要“不择手段”地对待宝宝：不可因为着急、焦虑或心情不好，而对宝宝逼食、强迫，甚至大发脾气。宝宝处于惊恐不安的状态，最后只能哭闹收场，其实这是最笨的方法，常常会适得其反。

(5) 尝试添加副食品：一般 4 ～ 6 个月大的宝宝可以开始接触副食品了，尝试用汤匙喂食一些简单的副食品，如果汁、米糊、麦糊，让宝宝接触母乳以外的食物。我认为生理性厌奶期就是宝宝认识、尝试、添加辅食的机会，每位宝宝厌奶期产生的时间都不一样，就像每种花的花期不一样，但一定是自然而成，说明宝宝已经做好接受其他辅食的准备。小一些的宝宝可以只是让他蘸一蘸、尝一尝味道，认识认识每一味美食，告诉宝宝这是什么味道，让他拿在手上感受一下食材的质地，带他探索母乳以外的美食领域。以此来建立宝宝的口腔适应性，将来对固体食物的接受度会相当自然和轻松。

(6) 适当使用一些促进食欲的食材或中药：如鸡内金粉、山药泥、山楂泥等，也可寻求专业医生帮助，开些健脾散、肥儿丸等中成药辅助调理。

(7) 可适当补充维生素、锌、钙等。

七 新生宝宝阴道出血是怎么回事？

有一对刚为人父母的宝爸宝妈着急地来问我，宝宝出生 6 天了，照顾得很周全，精神各方面都好，但是在给宝宝换尿布时，发现其阴道有血性分泌物，量不多，所以很是担心。其实这是新生女宝宝特有的生理现象，一般发生在出生后 5 ～ 7 天，我们称为“假月经”。

其中缘由是这样的，在妊娠末期母体会把雌激素传递给胎儿，雌激素对生殖道黏膜有增厚、充血的作用。宝宝在出生后，从母体获得的雌激素来源突然中断，宝宝体内雌激素浓度也随之急剧下降，3～5天后降至最低，原来增厚充血的子宫内膜就会随之剥脱出血，但是量很少，因其产生的机制和成年女性的月经类似，故称之为“假月经”。

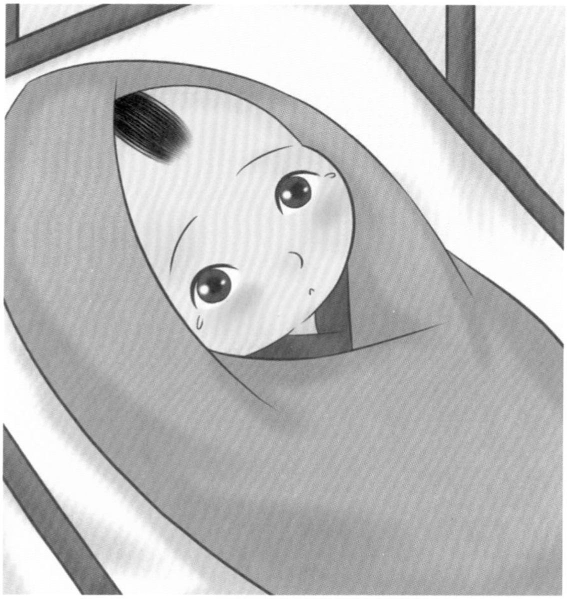

我认为女宝宝的这种“假月经”反应正是对子宫内膜发育是否正常的一种验证，应顺其自然，一般经过2～4天后可自行消失。对于阴道流出的少量血液和其他分泌物，可用消毒纱布或棉签轻轻拭去，不可局部贴敷料或敷药，这样反而容易引起刺激和感染，只需保持清爽干净即可。如阴道出血量较多、持续时间较长的宝宝，应考虑是否为新生儿出血性疾病，需及时请医生诊治。

八 宝宝长“马牙”需要处理吗？

“马牙”不是牙，医学上我们叫上皮珠。上皮珠是什么？上皮珠是由上皮细胞堆积而成的。因此，“马牙”是正常的生理现象，不是真的牙，也不是生病。一般“马牙”不影响宝宝吃奶和乳牙的发育，在数月内会逐渐脱落消失。千万不可直接拿针去挑，或用布去擦，更不能因为担心而自行用药。因为宝宝口腔黏膜非常娇嫩，黏膜下血管又很丰富，自行针挑和布擦会损伤口腔黏膜，容易引起细菌性感染，从而发生口腔炎或骨髓炎，甚至发生败血症，危及宝宝生命。发育较慢的宝宝或早产儿，“马牙”不能及时脱落，应耐心等待，不可盲目治疗。如果“马牙”过大，影响到宝宝含接乳头、吸吮乳汁，可在医师的操作下，用消毒针挑破“马牙”，排出内容物，即可愈合。

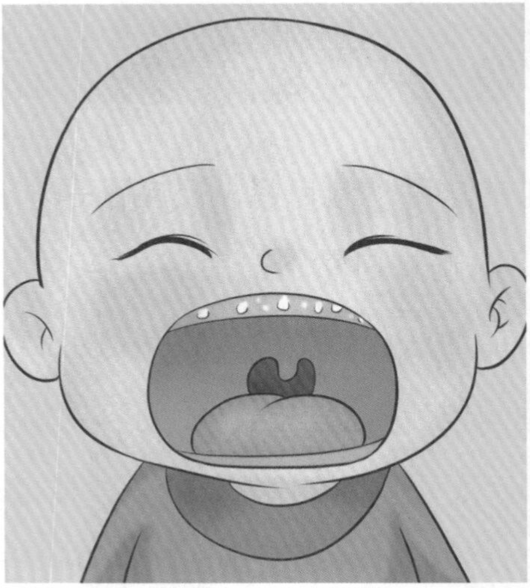

九 宝宝老是打嗝怎么办？

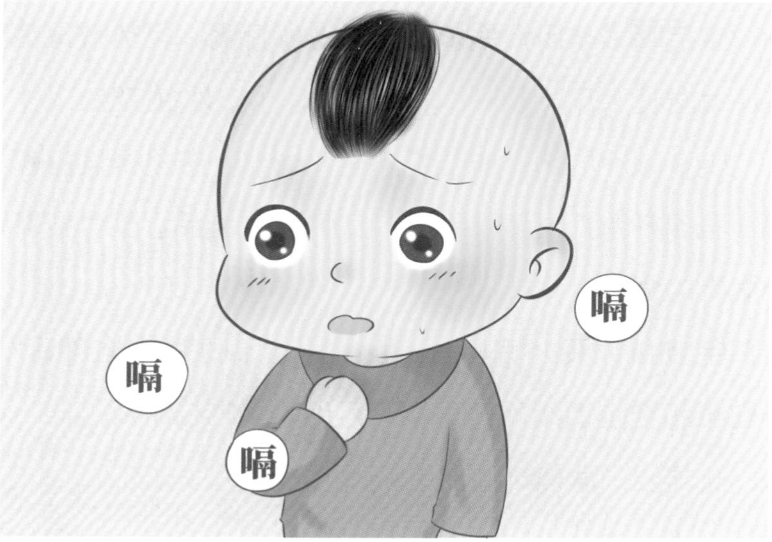

新生宝宝老是打嗝，是极为常见的现象，不属于疾病。为什么容易打嗝的一般都是新生宝宝呢？因其五脏六腑、四肢百骸、气血经络、大脑等各方面发育不够完善，易受外界因素影响，导致气机逆乱、膈肌痉挛而诱发打嗝。

宝宝一直打嗝虽然对宝宝不会有什么太大的不良影响，但是会造成宝妈们的不安和焦虑。根据宝宝打嗝的诱因，我们总结出以下预防及处理的方法。

（1）吃奶时宝宝吸入过多空气在胃部，导致气机逆乱而诱发打嗝。应注意调整，保持正确的哺乳姿势，因宝宝头比身子稍高，故斜抱含接乳晕处，可使其吸吮更轻松顺利。哺乳结束后记得将宝宝竖起，轻轻拍打后背，直到拍出嗝再放下宝宝。如果母乳喂养时，乳汁流出过快，可先排出一小部分乳汁再哺乳。如果人工喂奶更要注意不可流速过急，奶瓶倾斜 45°角，让气泡跑到奶瓶底部，避免宝宝吸入空气。

（2）宝宝喝了冷风，受了风寒易诱发打嗝。可热敷胃脘部，注意保持环境温暖，升高室内温度，不站在风口处抱宝宝。

（3）吃了冰冷的奶水或者食物消化不好，容易诱发打嗝。可喂宝宝喝一些温开水，注意温服温食各种宝宝食品，少食多餐，多吃有利于脾胃的食材。

（4）宝宝在惊哭之后马上进食，一边抽泣哽噎也可诱发打嗝。应先安慰缓和宝宝情绪后再进食。可用少量的桔子皮泡开水，有疏畅气机、化胃浊、理脾气的作用。

除了以上的方法外，我还常指导宝妈们揉宝宝双侧攒竹穴 1 分钟，再热敷涌泉穴 2 分钟，收效甚好。

十 宝宝漾奶了还是吐奶了？

宝宝漾奶还是吐奶了？很多宝妈分不清楚，其实漾奶是指喂奶后随即有 1 ～ 2 口奶水反流至口腔从嘴边漾出。大多是因为宝妈在喂奶后马上换尿布，过多过早翻动宝宝，或宝宝用力扭动身体四肢而引起漾奶。一般情况下，不会影响宝宝的生长发育，可视为正常现象。随着月龄的增长，脾胃发育完善，胃没有那么直浅了，6个月左右时乳汁逆流现象就会自然消失。吐奶是新生儿期较常见的现象。吐奶不同于漾奶，奶水涌出的样子一般是喷射状，它是由于消化道及其他有关脏器受到某些异常刺激而引发的神经反射性动作。呕吐严重时奶水不仅为喷射状，还会同时从鼻子里涌出。

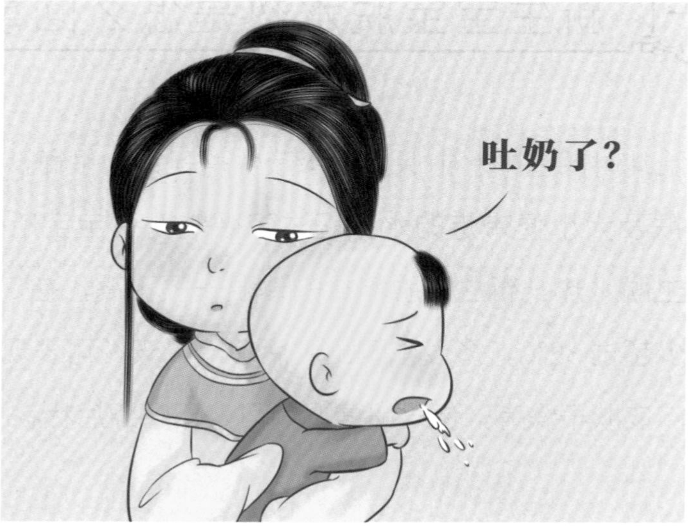

宝宝吐奶的样子常常会吓到宝妈及其他家属。别着急，我们先来了解一下其中原因，再来告诉大家预防及处理的方法。吐奶与宝宝的消化道解剖生理特点有很大关系。新生宝宝的胃容量小，呈水平位，而且胃的入口贲门括约肌发育差、较松弛，出口的幽门括约肌发育良好，较紧张，形成出口紧入口松的状态，奶水容易反流引起呕吐。如果宝妈喂养和护理不当就会导致吐奶，如喂奶次数过多，喂奶量过大，宝妈乳头过大、过长，或奶瓶橡胶奶嘴孔眼过大，宝宝吸奶过急等刺激了呕吐反射，只需调整喂养和护理方法即可防止吐奶发生。

宝宝反复吐奶，精神状态不佳，哭闹不止，伴有发热、惊叫等症状，应及时到医院就诊，排除是否为食道、胃肠道先天畸形或肠梗阻、新生儿脑膜炎、败血症及其他感染引发的吐奶。

十一 新生宝宝脱水热是怎么回事？

宝宝胎儿时期在羊水中保持着水液供需代谢的平衡，出生后由呼吸、皮肤及大小便带走的水分超过了喂哺新生宝宝所得的液体量，即发生脱水热。新生儿脱水热的体温一般不高，在 37 ～ 38℃之间，很少超过 38℃，多发生于出生后 2 ～ 4 天，可表现为烦躁不安、啼哭、皮肤干燥等，但一般情况尚可，无感染症状。

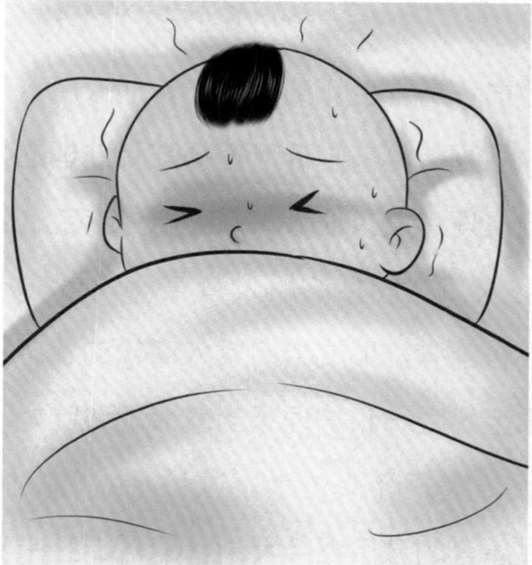

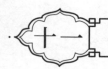

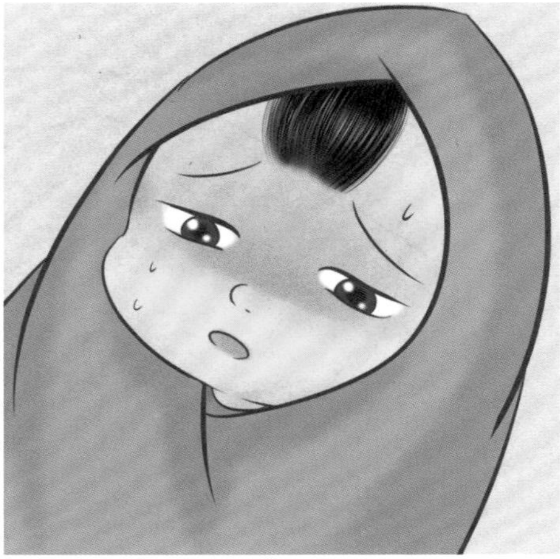

如刚好碰到夏季，天气炎热，室温过高，保暖过度，或冬天开暖空调，空气干燥，更易使其体内水分丢失过多，体温可突然升高，有时达 39 ～ 40℃，体重可下降，前囟稍凹陷，口唇黏膜干燥，皮肤弹性较差，尿量减少。这时如水分补充不足，原因未去除，新生宝宝的这种发热现象也会发展为疾病，甚至危及生命。另外，如果宝宝发热后精神状态不好，伴有其他不适症状时，不管体温高低都应及时就医治疗，不可视为新生儿脱水热。

十二 宝宝皮肤脱皮要怎么办？

宝妈们发现，多数刚出生的宝宝都存在不同程度的皮肤脱皮问题。新生宝宝皮肤脱皮的现象和离开了母体中充满羊水的温暖环境有关，相对于熟悉适应了十个月的子宫内环境，外界环境更加干燥寒凉。新生宝宝皮肤最外面的一层叫表皮的角化层，由于发育不完善，比较薄，容易脱落。加上基底膜不够发达，细嫩松软，使表皮和真皮联结不够紧密。出生后温暖的羊水与寒凉干燥的空气这么一刺激，引起皮肤收缩，就会开始脱皮。

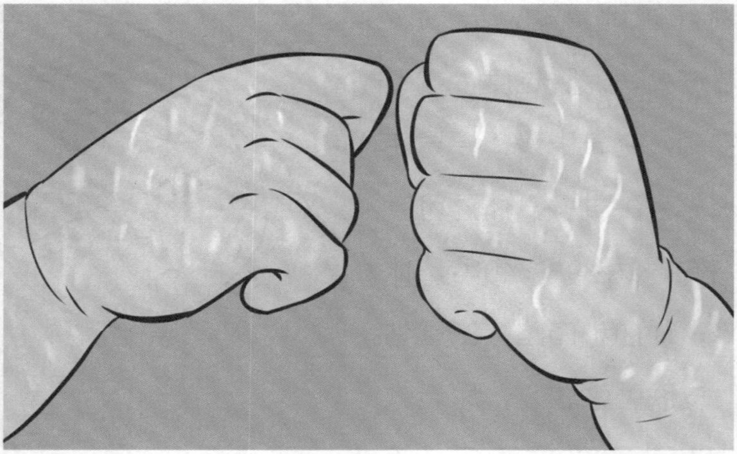

宝宝皮肤脱皮是一种正常现象。它是新生宝宝对外界环境的一个适应过程。宝妈只要注意对其皮肤进行清洁护理，动作温和轻柔，避免感染和损伤就可以了，不必为此而感到惊慌。如脱皮现象超过 10 天仍然没有好转，建议到医院排查是否由某些疾病引起，如鱼鳞病、脂溢性皮炎、湿疹、新生儿红斑狼疮等。

十三 宝宝经常长湿疹怎么办？

宝宝湿疹是一种皮肤的变态反应，这里说的“变态”是过度敏感的意思，也就是平常我们所熟知的过敏性皮肤病。其主要原因是对食物异体蛋白、环境、空气或接触物过敏所致。起初表现为皮肤发红、皮疹，继之皮肤粗糙、脱屑，抚摩皮肤如同触摸在砂纸上一样，且遇热、遇湿都可使湿疹加重。

湿疹与遗传因素有很大的关系。如果父母双方中有一方为过敏体质，经常受过敏性疾病困扰，往往小时候也患有过敏性湿疹，那么其宝宝得湿疹的可能性就会很大。我们可以分析家人的过敏病史，找到宝宝的过敏原，对可能产生过敏的某种食物或环境因素进行观察排除，尽量避免让宝宝接触。

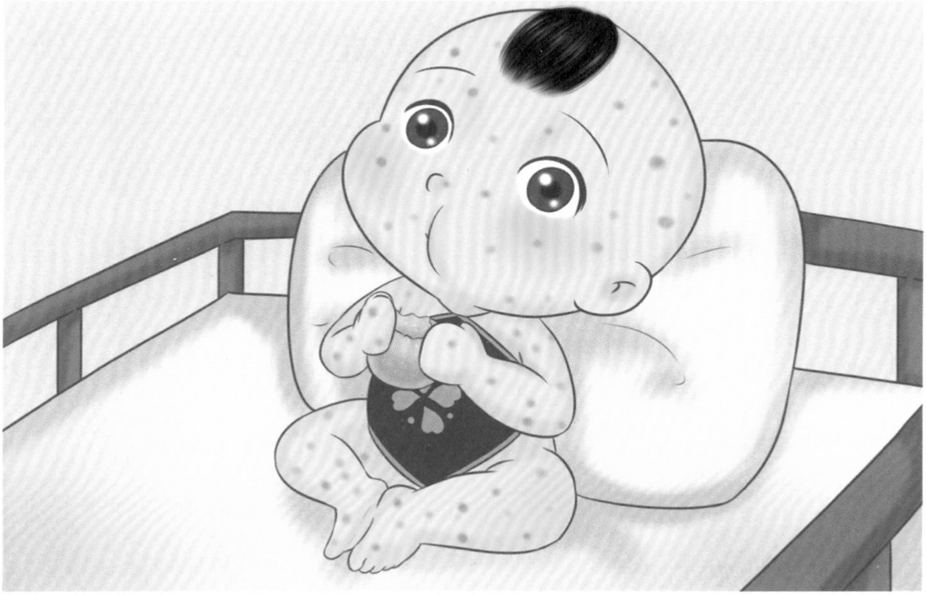

宝宝对异体蛋白的排斥与过度敏感，是发生宝宝湿疹的主要原因，如牛奶、鸡蛋是最常见的过敏原之一。应停止喝导致过敏的牛奶或配方奶，尝试改用脱敏配方奶粉，或将牛奶温煮一下，则可减轻或缓解湿疹症状。2 岁以上对牛奶过敏的宝宝在添加奶制品时，可以用酸奶替代，酸奶含钙量高于牛奶，而且易于消化吸收。其他食物如鱼、虾、蟹、巧克力、果糖都可能引起过敏，根除宝宝湿疹的关键在于明确引起过敏的物质是什么，多细心观察找出致敏原，则可有效避免过敏反复发生。

最让人头疼的就是宝妈乳汁多，但宝宝却对母乳中的蛋白过度敏感，按理来说，母乳应是最符合宝宝营养需求、最贴切宝宝体质的天然食物，但是宝宝的身体似乎不喜欢母乳，真的是这样吗？很多催乳师或宝妈都选择从外因来求得治疗效果，其实这样的宝宝更需要求内因。我们发现哺乳的宝妈们各种可能产生过敏的食物都不敢吃，已经接近吃素，还是不能解决宝宝因为吃母乳而反复出现湿疹的问题。我会把调理的重点放在宝宝身上，只会交代宝妈尽量少吃些辛辣刺激、海味、膻腥味的食物。

小儿推拿在宝宝湿疹的治疗上，我用的是最简单的手法，但要常常教给宝妈及家属来进行操作，疗效才能稳固。手法用清天河水、平肝清肺、清补脾、揉二马、揉血海、揉三阴交。外涂的药方我常用紫草油来配合治疗。紫草油的制作也较为简单，取紫草 9 克，用香油适量将紫草炸焦，待油成紫色捞出紫草，油晾凉即可，每日涂于患处数次。湿疹渗出液较多的宝宝，用乌贼骨适量，研细粉，直接敷于湿疹处，每日数次。湿热较重，反复湿疹，甚至感染的宝宝，用柴胡膏。柴胡膏由柴胡 30 克、香仁 2 克、白菊花 3 克、连翘 3 克、甘草 3 克、青黛 30 克组成。将其共研磨成粉，再用凡士林调成膏状，直接上药涂擦，可达清热利湿、凉血止痒之功。湿疹比较轻的宝宝，一般嘱咐宝妈将土豆洗净沥干，切碎捣烂，用两层纱布包裹起来，轻轻捏出一点汁液，上下蘸点患处，睡前操作，一天一次。

除了上述致敏因素外，环境因素也会造成湿疹。如羊毛织品、人造纤维衣物、花粉、螨虫、汗液、尿液、空气干燥等，就连情绪因素也会影响，如精神紧张、害怕胆怯亦会使湿疹加重。宝宝冬天户外活动尽量在有遮蔽的地方进行，避免大风大雾的天气外出。尽量少带宝宝去环境脏乱、噪杂、空气粉尘多、花草繁多的地方。家中最好不养宠物，或种植、摆放鲜花。家中装修的新房子需放置通风达 6 个月以上，测各项指标正常方可入住，如入住后，宝宝随即出现湿疹，应果断搬离新家，等待处理好空气质量再入住。宝宝的衣服以棉布料为主，注意冷热适当，大小便后要及时清洗，以免尿液刺激。

十四　宝宝长鹅口疮怎么办？

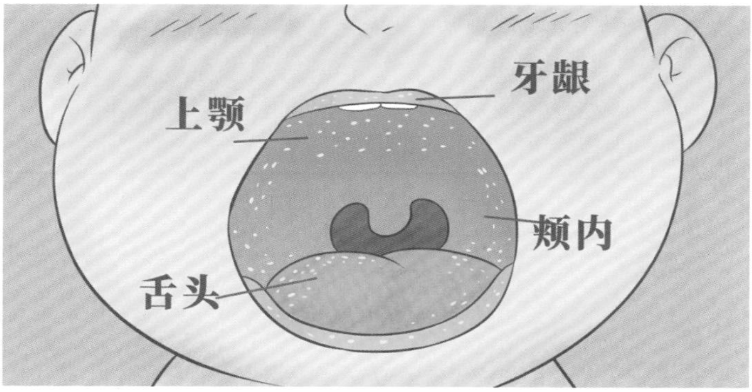

鹅口疮为白色念珠菌感染所引起。这种真菌是条件致病菌，有时也可在口腔中找到，当宝宝营养不良或久病体弱时可以发病。本

病也常见于新生儿或长期服用广谱抗生素，导致菌群失调的宝宝。西医认为新生儿鹅口疮多由产道感染，或因哺乳时乳头不洁、宝妈手指污染所致。中医认为是心脾蕴热，熏于口舌而成。一般表现为口腔两侧黏膜或舌上生白屑，逐渐蔓延互相融合如凝乳块，状如鹅口，随擦随生，不易去除。伴有烦闹啼哭，吮乳困难，二便秘涩，舌红赤，指纹紫滞。推拿用清脾胃、清天河水调之，发热加推六腑，烦躁惊悸加小天心。除了做推拿治疗外，宝宝还需补充维生素 B_2、维生素 C，外用药可用柿霜喷涂口腔，一日 3 ～ 4 次。

宝宝鹅口疮是可以预防的，平时只要注意口腔护理，每次哺乳后再喂几口温开水，可冲去残留在口腔内的乳汁，以防细菌滋生。此外，乳房乳头应经常清洗，每次喂奶前，双手也要洗干净。新生儿所用食具，应煮沸消毒后使用。喜欢吸吮手指的宝宝，手指一定要经常清洗。注意纠正宝宝含乳头睡觉的习惯，哺乳时间不可过长，每次哺乳时间不要超过 20 分钟，同时避免使用安抚奶嘴。

十五 宝宝爱哭闹怎么办？

哭并非是新生儿独有的“专利”，婴儿乃至幼儿都常以哭闹相“示威”，以表达各种需求和情绪。宝宝没有无原因的哭闹，我们需要的是更细心入微的观察和护理，并排除宝宝是否有身体方面的不适。

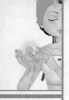

宝宝哭闹，我们的第一反应是饿了，然后才去看是不是大便小便了。如果宝宝刚吃过，大便小便刚清洗过，我们会直接检查一下臀部，看是否有红臀，尤其是腹泻、大便后护理不当引起的湿疹非常地难受。再检查一下宝宝身体、衣服及床上有无异物。这些情况都没有时，宝宝大多是情感需求，如请求陪伴，胆小求安慰和保护。

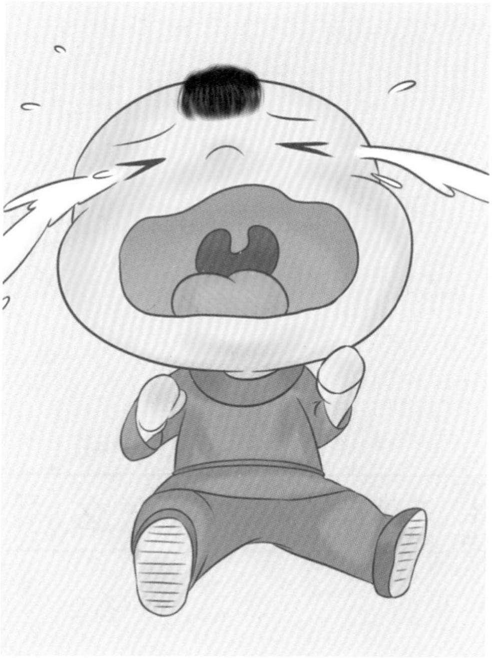

还有一种啼哭是每夜定时发生的。宝宝白天一切如常，入夜则啼哭不安，甚则通宵达旦，这是小儿夜啼的典型表现。其产生的原因很多，如发热、受惊吓、胃不和、虫证、口疮等。也有一些宝宝有夜间点灯睡觉的习惯，关灯后便啼哭不止，复开灯则哭闹自止。这是由于家人经常在夜间工作，又不能将宝宝分屋而眠，导致其黑白颠倒，无意中形成的不良习惯。宝妈及家属应白天和宝宝多互动，晚上定时将灯光逐渐调暗，让宝宝的生物钟跟着大自然的规律，日出而作，日落而息。对于胆小受惊吓的宝宝，我常用蝉蜕 9 克，鸡内金 15 克，将其微火焙脆，研成极细末，让宝宝每次服用 1 克，每日 3 次，效佳。

除了因疾病引起的哭闹需要治疗后才能好转，其他原因的哭闹经过精心护理大多可解决。如果宝宝生病了是很难哄好的，如宝宝哭声高尖，还有易激怒、前囟门隆起等其他症状，则考虑颅内压增高，脑膜炎刺激而成，必须即刻去医院；宝宝哭时面色青紫，哭后转为正常面色，发育较迟缓，大多是先天性心脏病，如法洛四联症；哭时宝宝面色发白，哭声发抖，表情十分痛苦，额头冰凉，腹部发硬，大多是肠绞痛引起的；如发现宝宝腹胀，伴有呕吐，则应及时到医院排查是否为肠道先天畸形或肠梗阻。

十六 宝宝的辅食怎么添加？

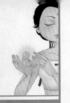

宝宝从 4 个月开始，对母乳或牛奶以外的其他食物逐渐有了兴趣，身体各方面的机能快速发育，体内贮存的铁、钙等已基本耗尽，仅靠母乳或牛奶已满足不了宝宝的生长发育需求，这时就需要考虑给宝宝添加辅食。每个宝宝添加辅食的时间不尽相同，根据宝宝产生生理性厌奶期的时间，可以判断到宝宝的需求。一般辅食的添加大多从 4 个月左右开始，应循序渐进地给宝宝添加，遵循从少

到多、由稀到稠、从细到粗、习惯一种再加另一种的添加原则。

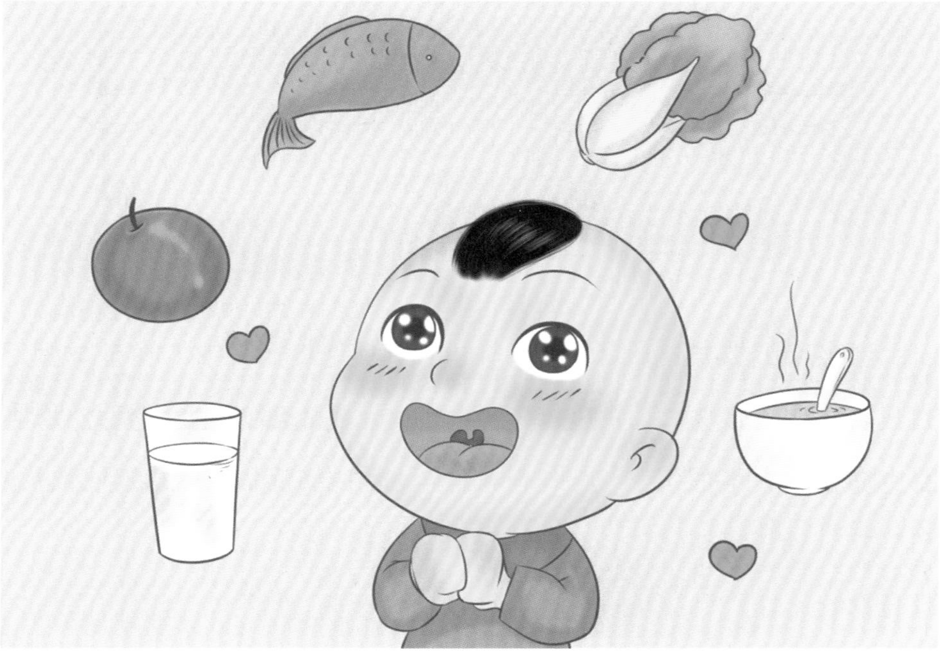

从少到多，比如添加蛋黄时从 1/4 开始，无不良反应 2～3 天，就可以加到 1/3～1/2 个，渐渐过渡到吃一个蛋；由稀到稠，比如米汤喝 10 天左右，宝宝很适应，则可加入少许粥粒，直到可以喝稀粥，再调整为吃较稀软的米饭；从细到粗，比如先尝些菜汁，再过渡为菜泥、碎菜；习惯一种再加另一种，当宝宝适应了一种食物，要添加新的品种时，应在宝宝健康、消化功能正常时添加，如出现腹泻、呕吐等反应，应马上暂停两天，待恢复健康后再进行添加，再次添加也应减量尝试。总之，添加辅食时，应让宝宝慢慢适应从奶到食物的过渡，切不可急进，也不可教科书式地喂养。

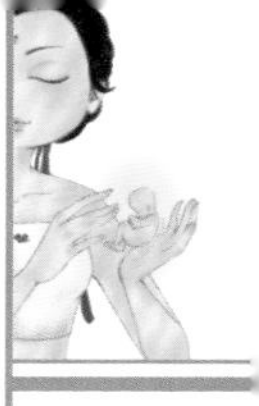

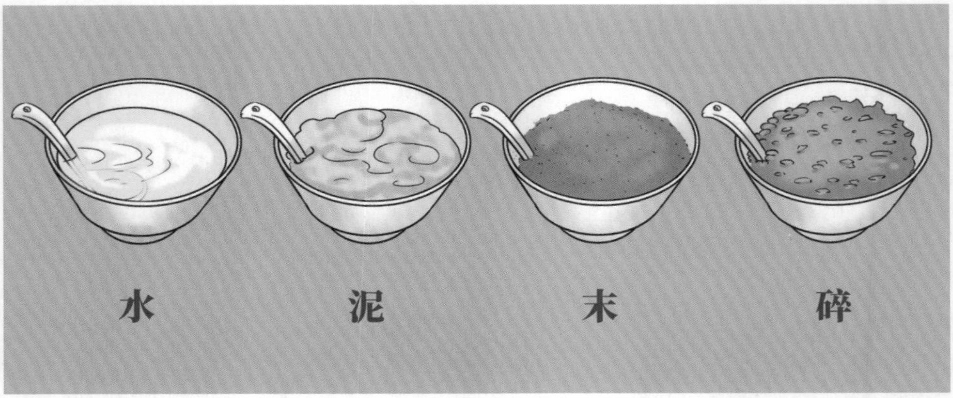

当宝宝的饮食从母乳为主、食材为辅变为早、中、晚基本固定的三餐，母乳仅为辅助点心，宝宝可以接受大部分的食物后，母乳量也随之减少了很多，到了 10 个月至 1 周岁就可以自然离乳了。

附录

燕康中医催乳及小儿推拿传承掠影

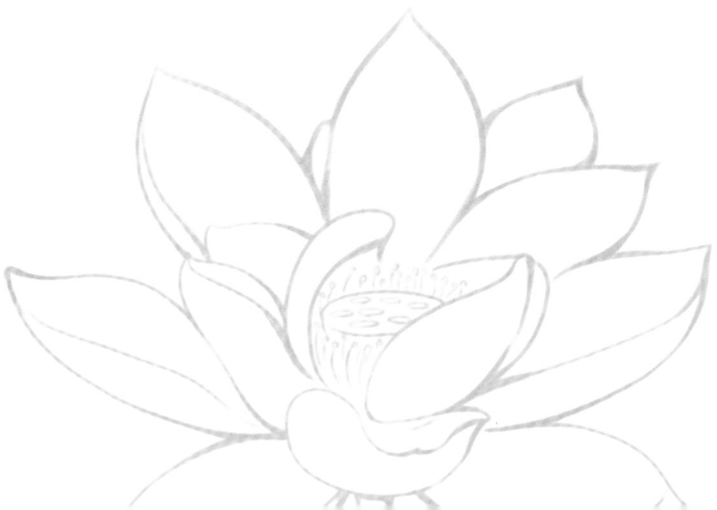

全国燕康中医催乳进修面授班第一期

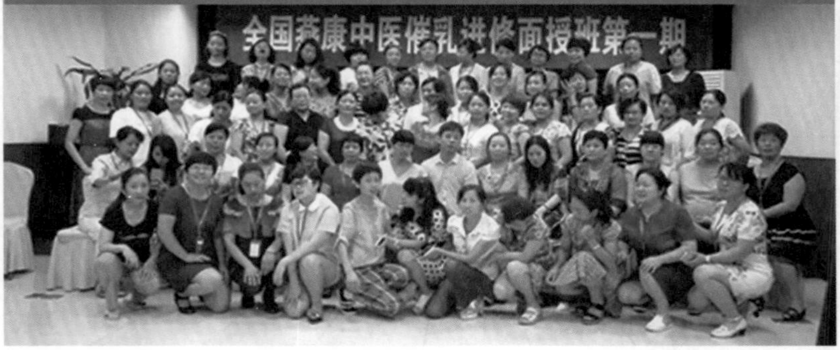

全国燕康中医催乳进修面授班第二期

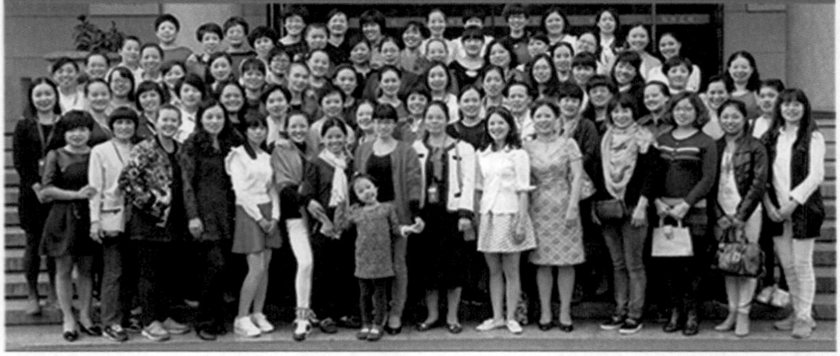

全国燕康中医催乳进修面授班第三期

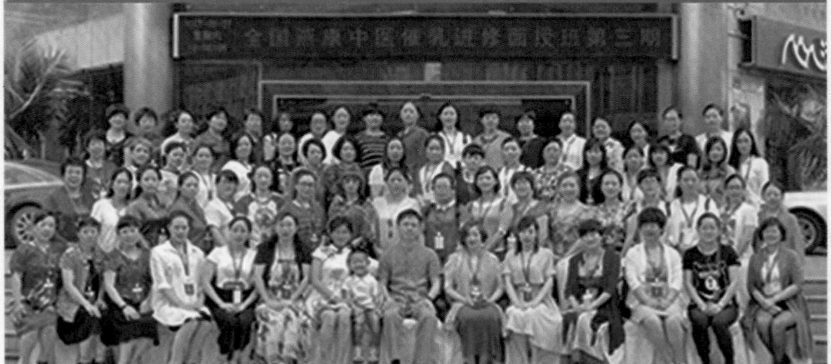

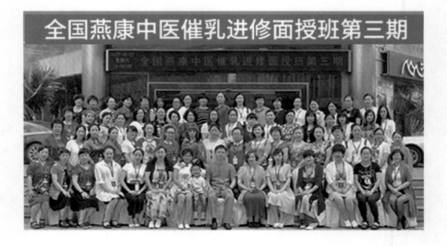

全国燕康中医催乳进修面授班第四期

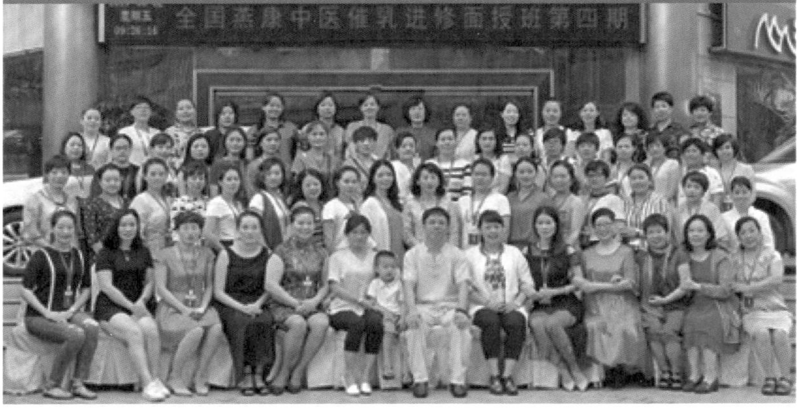

全国燕康中医催乳进修面授班第五期

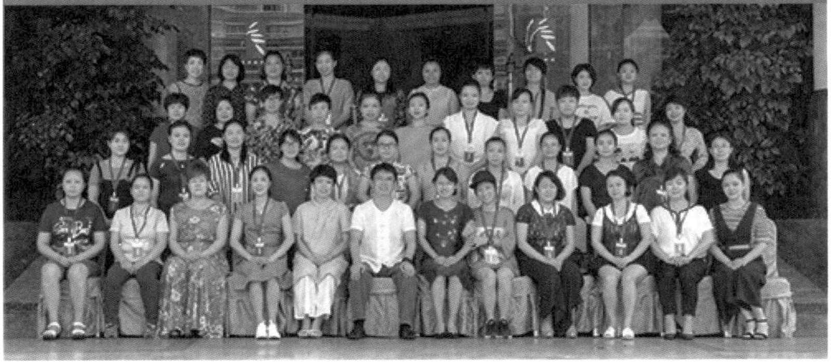

全国燕康中医催乳进修面授班第六期

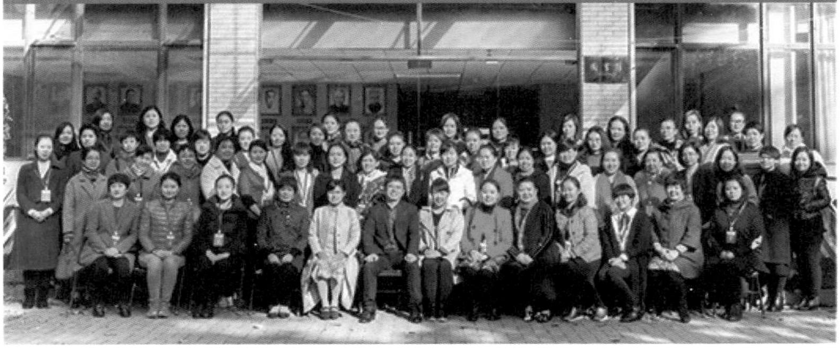

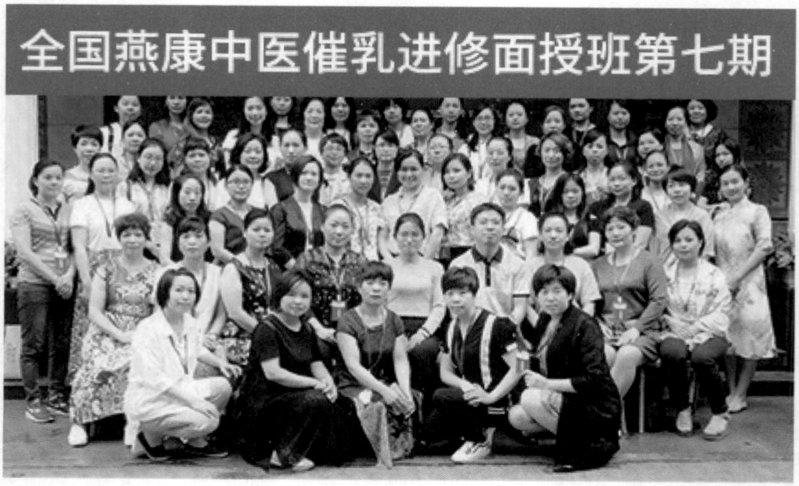
全国燕康中医催乳进修面授班第七期

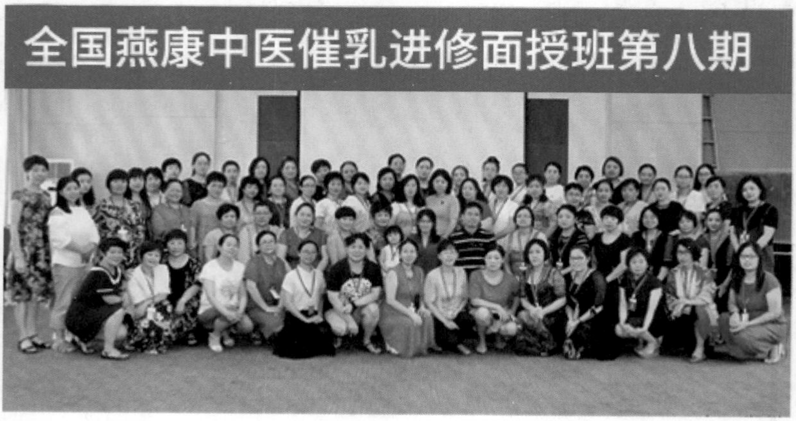
全国燕康中医催乳进修面授班第八期

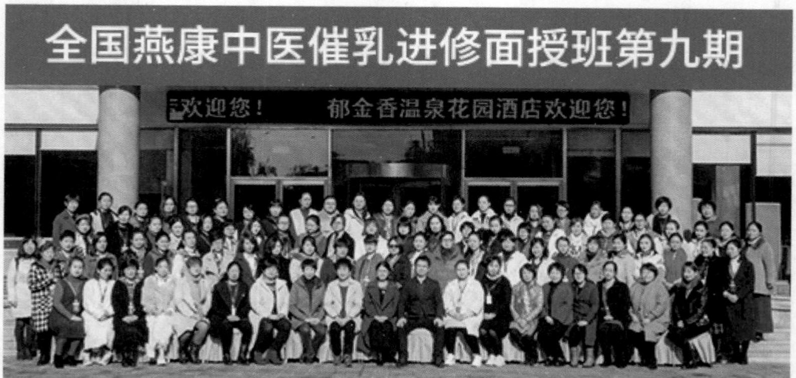
全国燕康中医催乳进修面授班第九期
欢迎您！ 郁金香温泉花园酒店欢迎您！

全国燕康中医催乳进修面授班第十期（成都站）

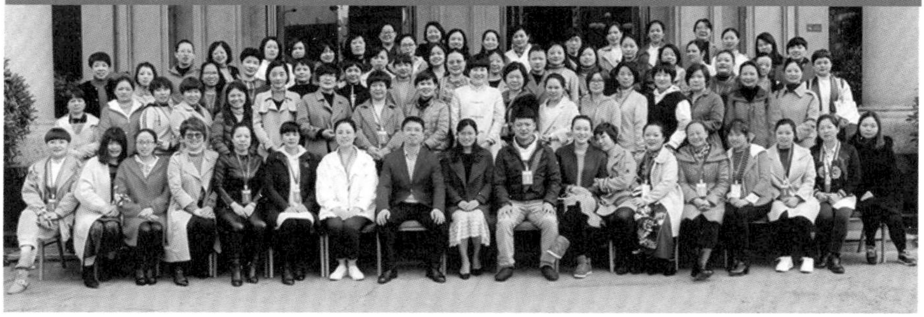

全国燕康中医催乳进修面授班第十一期（北京站）

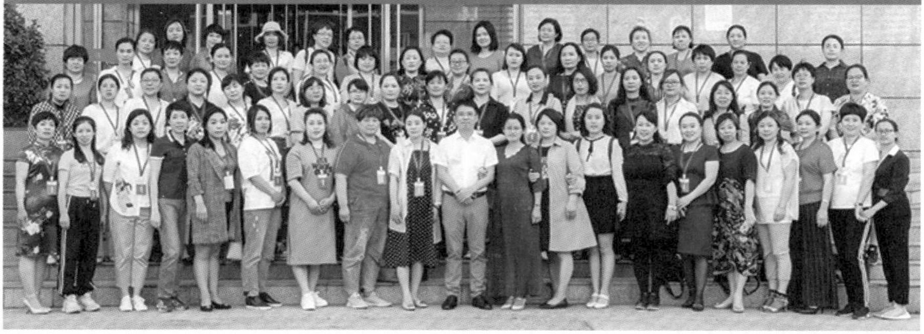

全国燕康中医催乳进修面授班第十二期

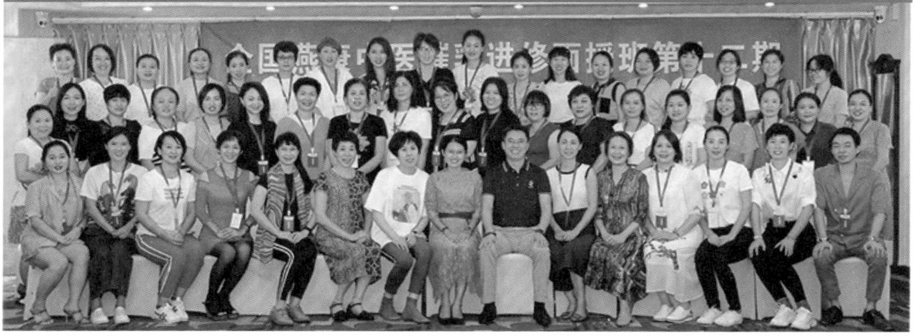

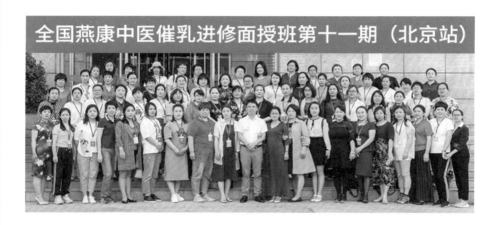

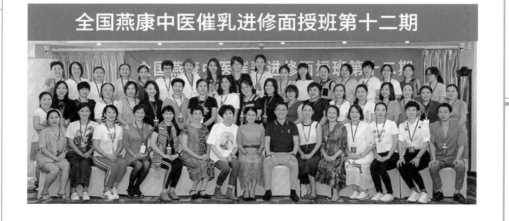

全国燕康中医催乳进修面授班第十三期

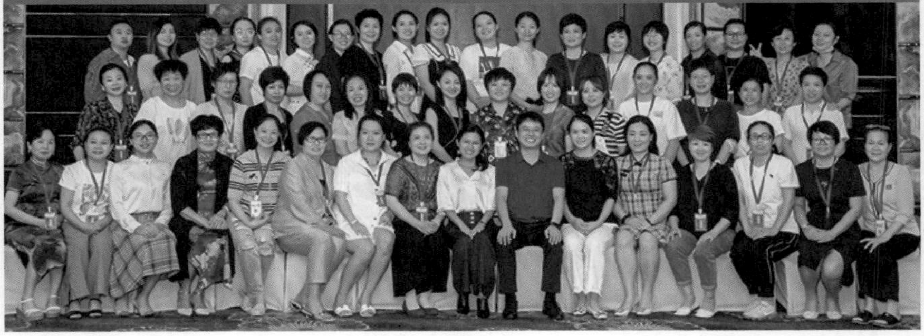

全国燕康中医催乳进修面授班第十四期

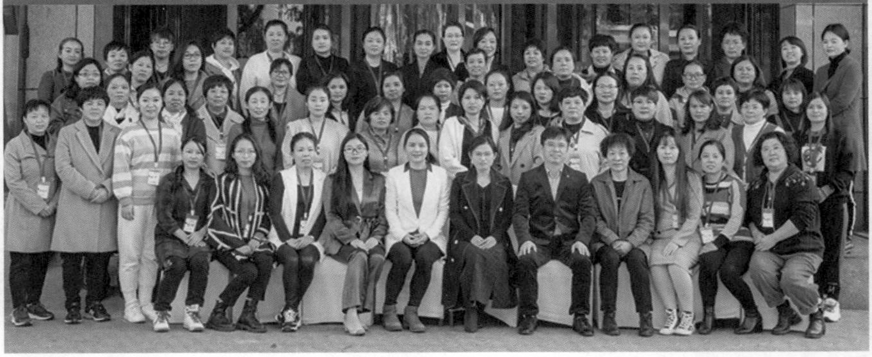

全国燕康中医催乳进修面授班第十五期

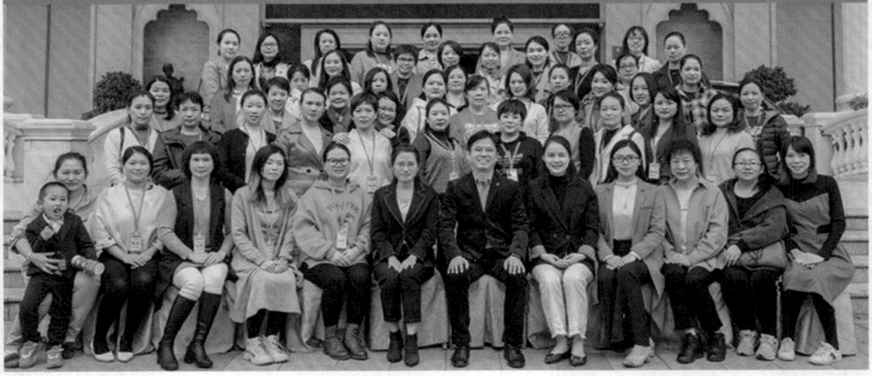

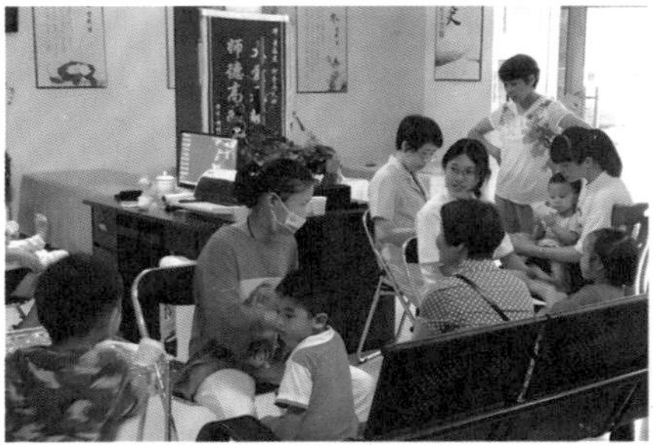

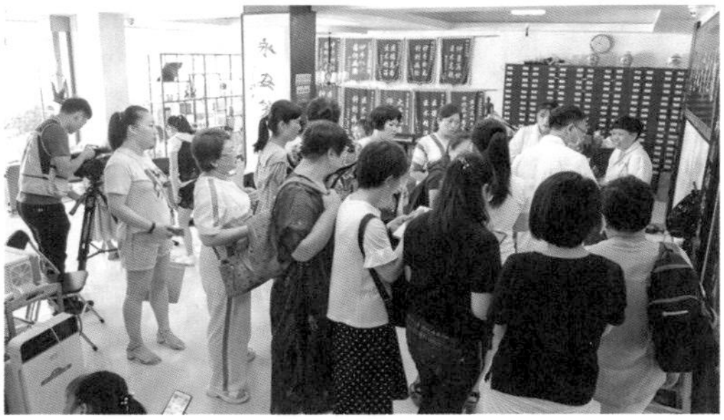

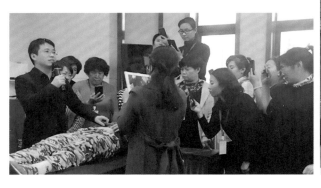

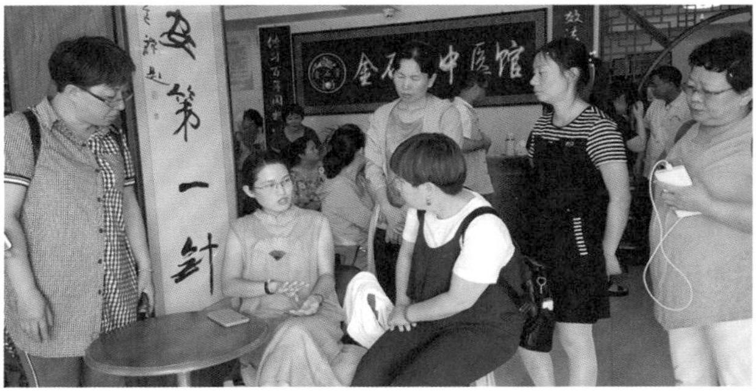

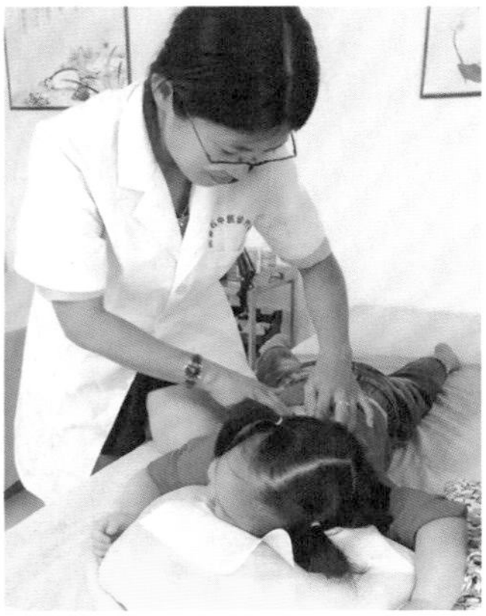

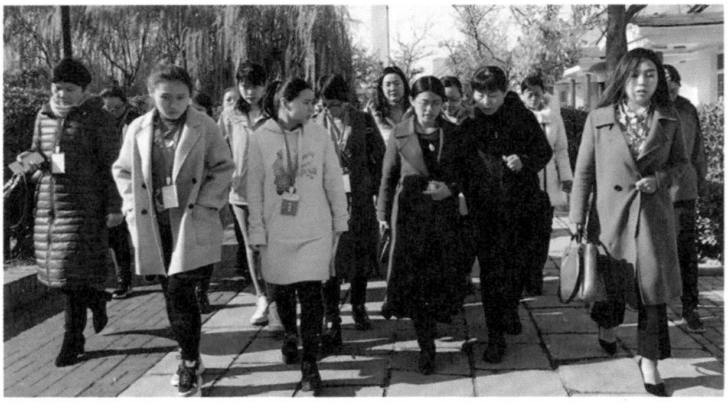

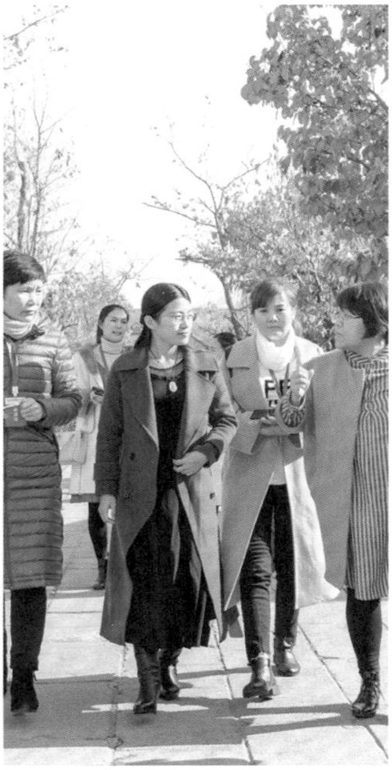

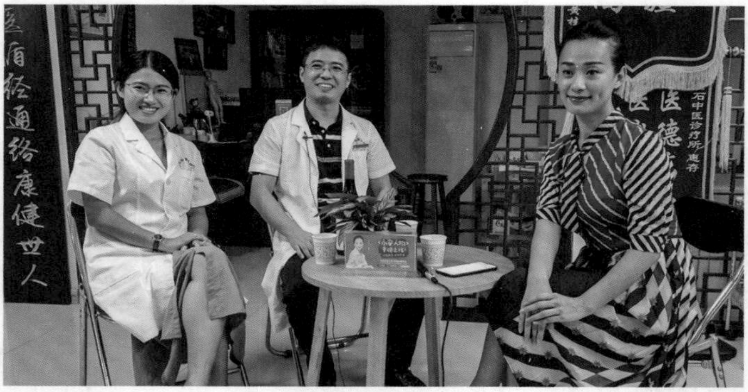

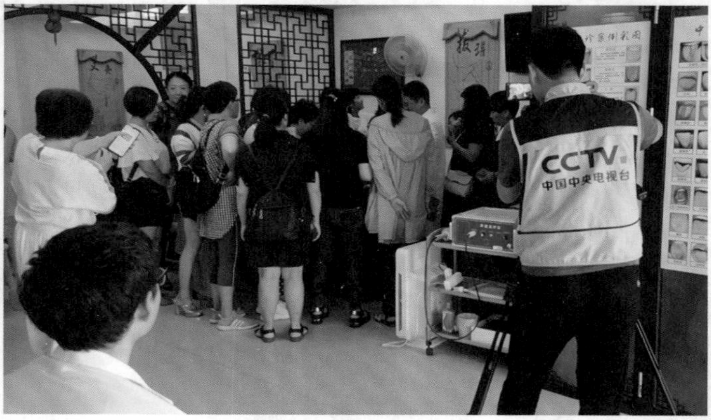
CCTV
中国中央电视台

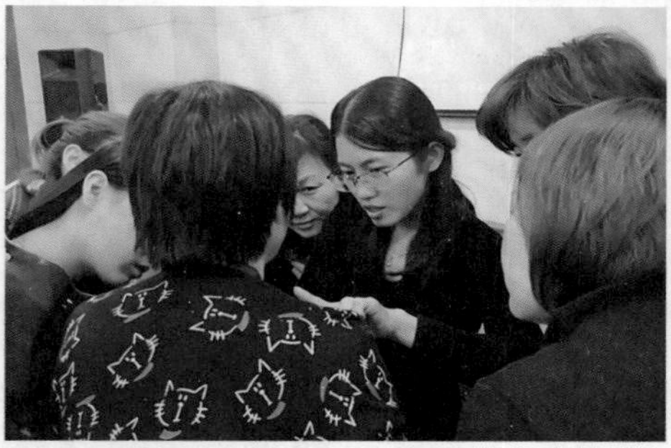

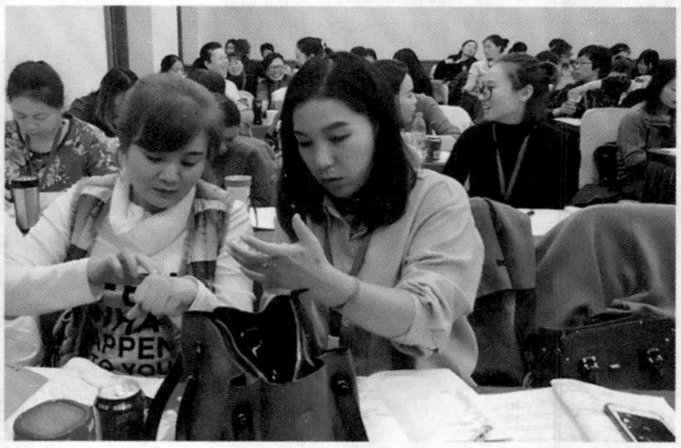

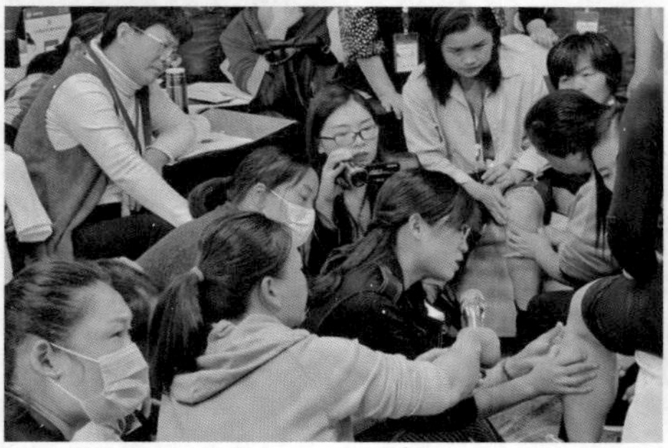

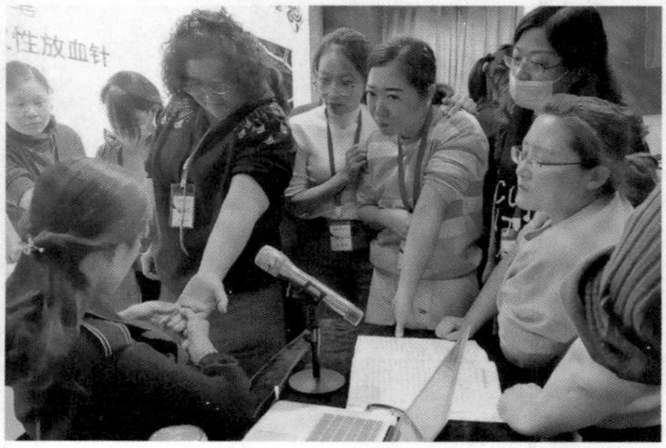
性放血针

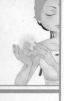